LES ÉLIMINATIONS URINAIRES

chez les Paralytiques généraux

(Recherches par l'épreuve du Bleu de Méthylène)

PAR

Le Dr François TISSOT

DE L'UNIVERSITÉ DE PARIS
ANCIEN EXTERNE DES HÔPITAUX DE LYON
INTERNE DES ASILES DE LA SEINE

LIBRAIRIE MÉDICALE ET SCIENTIFIQUE
JULES ROUSSET
PARIS. — 36, Rue Serpente. — PARIS
(EN FACE LA FACULTÉ DE MÉDECINE)

1902

LES ÉLIMINATIONS URINAIRES

Chez les Paralytiques généraux

(RECHERCHES PAR L'ÉPREUVE DU BLEU DE MÉTHYLÈNE)

LES ÉLIMINATIONS URINAIRES

chez les Paralytiques généraux

(Recherches par l'épreuve du Bleu de Méthylène)

PAR

Le Dr François TISSOT

DE L'UNIVERSITÉ DE PARIS

ANCIEN EXTERNE DES HOPITAUX DE LYON

INTERNE DES ASILES DE LA SEINE

LIBRAIRIE MÉDICALE ET SCIENTIFIQUE

JULES ROUSSET

PARIS. — 36, Rue Serpente. — PARIS

(EN FACE LA FACULTÉ DE MÉDECINE)

1902

AVANT-PROPOS

La physiologie n'est point en mesure encore de résoudre les difficiles problèmes de la nutrition.

« Quelques-uns de ces problèmes, dit M. Lambling, sont à peine posés, encore moins résolus, et dans certaines parties de nos connaissances sur la nutrition, ces lacunes sont si nombreuses qu'il ne reste plus que des faits épars et sans lien logique entre eux (1). »

Dans une édification aussi complexe, on ne peut que souhaiter que les matériaux s'accumulent, sans craindre le désordre, car on verra les faits, inutilisés séparément, prendre lien et contact entre eux, se classer spontanément et permettre alors des conclusions d'autant plus intéressantes qu'elles seront plus générales.

Parmi les méthodes, chaque jour plus nombreuses, que la physiologie et la clinique mettent à la disposition de l'expérimentateur, il en est une qui peut donner d'utiles indications sur un point de ce problème, sur le

(1) LAMBLING, in Bouchard, *Traité de Pathologie générale*, t. III, 1900.

fonctionnement du foie et du rein, ou du moins sur la valeur de quelques-unes de leurs multiples fonctions, nous voulons nommer l'épreuve du bleu de méthylène.

Frappé de la dénutrition profonde qui atteint le paralytique général à une période plus ou moins avancée de sa maladie, nous avons recherché si cette épreuve du bleu, appliquée à la paralysie générale des aliénés, jetterait quelque lumière sur la question, et si les résultats confirmeraient ce que l'on sait déjà par ailleurs de cette affection.

Ce travail n'a pas d'autre prétention.

Il ne faut pas demander à la méthode plus qu'elle ne peut donner : elle est capable de révéler un trouble fonctionnel sur lequel rien encore n'attire l'attention, mais il serait téméraire, pensons-nous, de fonder sur elle l'espérance qu'elle renseignera sur l'existence et la nature d'une lésion. A elle seule elle ne suffit pas à ce but, elle confirme ce que d'autres méthodes, plus adéquates, sont fondées à donner.

CHAPITRE PREMIER

RÉSUMÉ : Considérations sur l'évolution de la paralysie générale ;
trouble grave de la nutrition. Lésions des viscères. Ces lésions
existent-elles dans les premières phases ? Méthodes d'exploration :
urologie, glycosurie alimentaire, bleu de méthylène.

Lorsque l'on examine des paralytiques généraux au
début, on est souvent frappé de l'apparence florissante
de leur santé, de l'activité physique et intellectuelle
qu'ils déploient ; toutes les fonctions, toutes les puis-
sances de l'être se trouvent exaltées à divers degrés,
d'une façon plus ou moins longue ou rémittente : étonnante réaction de l'organisme à la maladie qui commence.

Dans cette première période en effet, les malades
(car ce sont déjà des malades, quoique insoupçonnés
quelquefois), poussés par ce qui semble être une exu-
bérance de vie, se livrent à toutes sortes de projets ou
d'entreprises dont le succès, dit Voisin, ne serait pas
impossible, mais qui, étant mal dirigés, échouent misé-
rablement.

Quelques-uns, véritables génies côtoyant la folie, pro-
duisent des œuvres littéraires ou artistiques de grande

valeur, quoique ces éclats de l'intelligence ne soient jamais de longue durée.

En réalité, il y a là déjà, dans cette étonnante activité, à laquelle le malade n'avait pas habitué son entourage, l'indice d'une intellectualité fléchissante. Ce qui disparaît en effet en premier lieu dans la paralysie générale, ce sont les facultés d'attention et de jugement qui, sous la forme de motifs raisonnés ou non, font agir un sujet normal et le décident dans tel ou tel sens, véritables freins mis à l'exécution spontanée des réflexes idéo-moteurs. A étudier au fond le paralytique, on s'aperçoit qu'il a perdu ce pouvoir d'inhibition, qu'il est livré sans retenue à l'automatisme cérébral, à l'idée qui surgit tout à coup de sa corticalité et qu'il ne peut abstraire ; d'où ces actes irréfléchis, irraisonnés, contradictoires, incohérents, ces entreprises hasardeuses que le hasard seul peut quelquefois mener à bien et qu'un esprit équilibré repousserait justement.

Beaucoup de ces malades éprouvent une exagération de l'appétit, ils mangent et boivent sans mesure, gloutonnement, soit par déviation d'un besoin, soit par la nécessité de réparer les dépenses d'un mouvement perpétuel.

En un mot il y a hyperactivité fonctionnelle de tout l'organisme, dans ses nombreuses manifestations, tant physiques que psychiques.

Mais cet éréthisme morbide n'a qu'un temps, comme est passagère la belle apparence de ces santés : après une résistance plus ou moins longue, dont cette réaction n'est que la signature, l'organisme se fatigue, puis il cède : l'on voit en effet survenir bientôt, quelquefois sans transition appréciable, un état tout opposé de dépression et de dépérissement, sans qu'il soit possible de le rattacher à une maladie organique localisée que le plus souvent on ne retrouve pas. Un beau jour, ces malades vous reviennent totalement changés, amaigris, anémiés, abêtis, la physionomie lasse, inexpressive, l'œil morne et fatigué, on dirait des gens intoxiqués, ou minés par quelque cachexie chronique qui ne pardonne pas.

Seule une atteinte profonde aux mécanismes intimes de la nutrition peut produire une altération aussi considérable de l'économie, et donner la raison de cette déchéance, rapide en somme, que la mort termine à plus ou moins longue, mais toujours sûre échéance.

La paralysie générale donc s'accompagne, à une certaine période de son évolution, d'un trouble grave des fonctions. D'aucuns diraient que le trouble organique est le premier en date et que la paralysie générale n'est que l'expression symptomatique d'un état infectieux ou toxique ; pour d'autres au contraire la lésion nerveuse est primitive et produit par dystrophie des altérations un peu partout dans l'économie.

Que ces rapports de causalité soient admis dans un sens ou dans l'autre, il n'importe pour le moment : ce qui reste indiscutablement vrai, c'est que la paralysie générale apparaît un jour non plus comme une affection locale, mais comme une maladie généralisée de tout l'individu. Et certes il serait intéressant d'en fixer les conditions et la nature, de savoir si l'on est en présence de lésions anatomiques et lesquelles, ou simplement de troubles fonctionnels, quoique à l'encontre de cette deuxième hypothèse on puisse faire valoir que cette cachexie est grave, progressive, inéluctablement fatale, en relation très probable donc avec des lésions vraies et durables.

Des lésions dans la paralysie générale, il en existe, non seulement sur le système nerveux, mais dans un peu tous les organes; il suffirait de les chercher pour les trouver.

On rencontre souvent, dit Ach. Foville, l'état graisseux du cœur ou son hypertrophie, la congestion du foie et des reins, ou un commencement de dégénérescence scléreuse de ces organes... Mais toutes ces lésions, ajoute-t-il, malgré leur fréquence, n'ont rien de spécial à cette maladie (1).

M. Voisin, dans son livre sur la paralysie générale des aliénés, dit qu'on rencontre fréquemment, à l'autopsie des paralysés généraux, des lésions du foie, de la rate et des reins, de nature irritative. Les capsules du foie et de la rate portent souvent des traces d'inflammation d'âge différent. En ce qui concerne spécialement les reins, M. Voisin en a examiné un certain nombre venant de malades qui avaient présenté de l'albumine dans l'urine : les lésions que le microscope a décelées « sont en somme les lésions de la néphrite interstitielle » (2).

Il n'y a là en effet rien qui porte le cachet de la para-

<hr>

(1) Foville, *Nouv. dict. de méd. et de chir. pratiques* (Art. Paral. générale, 1878).
(2) Voisin, *Traité de la paralysie générale des aliénés*, Paris, 1879.

lysie générale; ces lésions sont banales, communes à beaucoup d'autres affections, elles nous prouvent que le paralytique général est susceptible de faire, tout comme d'autres individus, peut-être même plus facilement que d'autres en raison de son passé, des localisations morbides dans ses viscères, indépendantes au fond, pendant un certain temps du moins, de sa lésion nerveuse.

M. Klippel, essayant de classer les lésions si complexes que l'on rencontre dans les viscères à l'autopsie des paralytiques, les range dans l'ordre pathogénique suivant : antérieures à la paralysie générale, dues à l'inanisation chronique, dues à des infections secondaires, relevant directement des perturbations du système nerveux. Ces dernières sont les plus intéressantes, celles qu'il a étudiées au point de vue anatomie histologique dans le cœur, les poumons, le foie et les reins.

Presque toujours ces organes ont été trouvés lésés. Et quel que soit le viscère, ces lésions ont des caractères communs auxquels on peut donner le nom de vaso-paralytiques : il s'agit toujours de territoires vasculaires, confluents ou disséminés, dont les capillaires présentent un haut degré de dilatation et de congestion. Puis cet état entraîne également une double conséquence : des hémorrhagies capillaires, qui se retrouvent dans le poumon, le foie, le rein, sous forme de petits foyers quelquefois visibles à l'œil nu — des dégénérescences atrophiques des épithéliums voisins par compression et par infiltration des pigments sanguins. A côté de ces lésions dégénératives des épithéliums, on trouve souvent un certain degré de sclérose embryonnaire diffuse, comme aussi l'on

constate dans le rein les types habituels des néphrites
subaiguës (1).

Tous ceux qui ont nécropsié des paralytiques savent
que presque toujours le foie et le rein offrent à première
vue un aspect anormal, pathologique.

Mais peut-on conclure de l'état des organes à l'autopsie à ce qu'ils sont dans les deux premières phases de
la maladie ? Car le paralytique mène assez volontiers
sa maladie jusqu'au bout, et l'on a rarement l'occasion
de faire une vérification anatomique avant la troisième
période : alors la mort étant due trop souvent à des
affections intercurrentes, il peut être difficile de faire
le départ des lésions qui reviennent à celles-ci ou à la
paralysie générale elle-même.

De plus l'altération d'un organe n'a pas forcément
comme conséquence un fonctionnement défectueux de
cet organe ; une cellule lésée peut n'être pas insuffisante
et faire un bon service pendant un certain temps.

Ce qui est intéressant donc, c'est de savoir si aux stades initiaux de la paralysie générale, des troubles fonctionnels existent, liés ou non à des lésions viscérales, et
s'ils se manifestent dans l'expression clinique du syndrome ; malheureusement, dans les asiles on ne voit pas
les paralytiques au début de leur maladie ; c'est de connaître l'état de la nutrition, le mode des échanges organiques, la physiologie fine, pourrait-on dire, des différents
viscères, principalement de ceux qui, par la multipli-

(1) KLIPPEL. Lésions des poumons, du cœur, du foie et des reins
dans la paralysie générale. *Archives de Méd. expériment.* 1892.

cité et l'importance de leurs fonctions, semblent jouer un rôle prépondérant dans l'économie.

Et malgré qu'il soit peut-être téméraire d'établir une hiérarchie entre les différents organes, attendu que pour les uns nous sommes presque totalement ignorants de leur valeur, et que pour d'autres on leur découvre encore de temps en temps de nouvelles fonctions, on peut cependant affirmer que le foie et le rein méritent bien cette prééminence, en raison de leur immixtion plus directe dans les phénomènes intimes de la nutrition, et surtout de leurs propriétés antitoxiques. Aussi n'est-il pas étonnant de constater qu'ils sont fréquemment atteints dans les multiples processus pathologiques qui frappent l'individu : et ici nous ne voulons pas parler de ces désordres graves comme on en voit dans les affections proprement dites du foie et des reins. ils sont rares dans les paralysies générales non compliquées, mais de ces manifestations cliniques moins bruyantes, qui demandent à être recherchées par des méthodes adaptées, et dont l'existence est pleine d'enseignement pour la séméiologie générale du malade.

D'abord l'examen des urines est de tous les procédés celui qui donne le plus d'indications sur l'état de la nutrition et la valeur des échanges organiques. En ce qui concerne la paralysie générale, des recherches de cet ordre n'ont pas manqué d'être faites ; mais elles furent d'abord assez contradictoires pour que M. Foville, en 1878, MM. Christian et Ritti, en 1881, sur la foi des mémoires de l'époque, aient conclu que dans cette maladie les modifications de la sécrétion urinaire n'offrent rien de caractéristique (1).

Dans ces dernières années parurent successivement les travaux de MM. Lailler, Klippel et Serveaux, Rieder qui donnent des conclusions plus fermes et réciproquement confirmatives. M. Lailler, étudiant les urines des paralytiques dans les diverses modalités de leur état mental, constate que, s'ils sont déprimés, les malades mangent peu, mais éliminent peu aussi ; que dans les périodes d'anxiété ils éliminent beaucoup, bien qu'ils se nourrissent insuffisamment ; dans les moments d'exaltation, si la dépense est encore exagérée, elle est largement compensée par les recettes ; enfin à la période ultime, la somme des déchets est considérablement accrue.

Un fait ressort de ses analyses, c'est que, malgré l'excitation intellectuelle du paralytique délirant, l'acide phosphorique reste dans la moyenne, ou même descend au-dessous (2). On croirait volontiers le contraire.

D'après MM. Klippel et Serveaux, la diminution de l'urée est la règle, et cette urée peut même être assez fortement diminuée ; la conservation du chiffre normal est rare et son augmentation l'exception. Quant à l'acide urique, il est variable ; quelquefois augmenté, il est souvent diminué, mais alors il l'est moins que l'urée, aussi le rapport de l'acide urique à l'urée est-il toujours au-des

(1) Foville, *loco citato.*
Christian et Ritti, *Dict. encycl. des Sciences*, art. Paral. générale, 1884.
(2) Lailler, Considérations sur l'urine des aliénés atteints de paralysie générale, *Congrès de médecine mentale*, Rouen, 1890.

sus du rapport normal. La désassimilation des matériaux azotés est donc faible, comme est réduite aussi l'excrétion de l'acide phosphorique.

Entre autres éléments anormaux, ils signalent la présence fréquente des peptones, de l'acétone, et de l'albumine en petite quantité. Cherchant la raison de cette albuminurie, et tenant compte des lésions rénales constatées par M. Voisin et par l'un d'eux, ils penchent à adopter l'existence d'une lésion rénale peu développée (1).

Johnson Smith, cité par M. Rieder, trouve une augmentation notable de la créatinine dans l'urine des paralytiques généraux (2).

Nombre d'auteurs signalent une albuminurie légère fréquente, quelques-uns de la glycosurie.

Chez les malades dont les observations font l'objet de ce travail, l'analyse urinaire donne des résultats entièrement conformes, sauf que nous n'avons jamais rencontré le glycose, et que deux fois l'albumine.

Quoique la clinique ne possède pas encore le moyen de contrôler l'état de la nutrition (ce qui tient à ce que les fonctions en sont excessivement complexes), il y a cependant des méthodes d'investigation qui ont quelque valeur et donnent de précieuses indications sur la façon, par exemple, dont le foie arrête les poisons, et le rein laisse passer les produits de la désassimilation. Il existe, on le conçoit, un rapport étroit entre ces deux modalités de la

(1) KLIPPEL et SERVEAUX, Contribution à l'étude de l'urine dans la paralysie générale, *Congr. de Méd. mentale*, Clermont, 1891.

(2) RIEDER, *Recherches sur les urines à la deuxième période de la paralysie générale, Th.*, Paris, 1895.

fonction antitoxique ; elles peuvent pendant un temps variable se compenser réciproquement, mais tôt ou tard l'organe compensateur sera fatigué et donnera lui aussi des signes d'insuffisance. Jusqu'ici l'on admet que l'épreuve de la glycosurie alimentaire donne la mesure du pouvoir d'arrêt du foie sur les poisons ; cette épreuve a été faite chez trois de nos malades, et elle a été positive deux fois. Il serait bon qu'elle fût complétée par la recherche de la toxicité urinaire, qui en est une sorte de contrôle, à la condition que le rein soit perméable ; et pour cette dernière recherche, divers procédés ont été employés avec plus ou moins de succès, mais il en est un entre autres qui, dans les mains de certains opérateurs, a conduit à d'heureux résultats, nous voulons parler de l'essai de la perméabilité rénale par le bleu de méthylène. Cette épreuve a l'avantage, comme nous le verrons, de renseigner sur l'état du foie et du rein, du moins sur la façon dont ces organes s'acquittent de leurs devoirs envers l'économie.

C'est à ces recherches bien spéciales que nous avons volontairement limité l'objet de ce travail, n'ayant nullement la prétention de dresser un état complet de la nutrition chez le paralytique général ; ce qui du reste serait un leurre même en utilisnat tous les moyens d'investigation et de contrôle destinés à cette fin.

Nous avons voulu seulement apporter à un point de la question un contingent d'observations personnelles tirées de l'emploi d'une méthode clinique, dont la valeur est aujourd'hui admise, et voir si par elle on arriverait à des conclusions concordantes de celles connues ou soupçonnées jusqu'ici sur ce point.

Car il ne faut pas se dissimuler les difficultés qu'accumule la solution de ce vaste problème de la nutrition ; et même en le divisant, même en n'en prenant qu'une petite partie, on n'élude en rien la complexité du sujet ; c'est là tout un monde encore inconnu quoique exploré déjà et fouillé.

C'est pourquoi, nous le répétons, nous n'avons en rien l'intention de tirer de cette étude des conclusions sur l'état anatomique du foie et du rein, dans la paralysie générale, mais seulement de montrer comment ces organes ont accepté l'épreuve du bleu, avec quelles particularités ils y ont répondu, puisque des travaux précédents établissent la valeur de la méthode dans l'exploration de ces viscères.

Il est enfin bien difficile de se mettre à l'abri des causes d'erreur qui, chez le paralytique, peuvent influencer et vicier la nutrition en dehors de la paralysie.

Nous les avons évitées dans la mesure du possible.

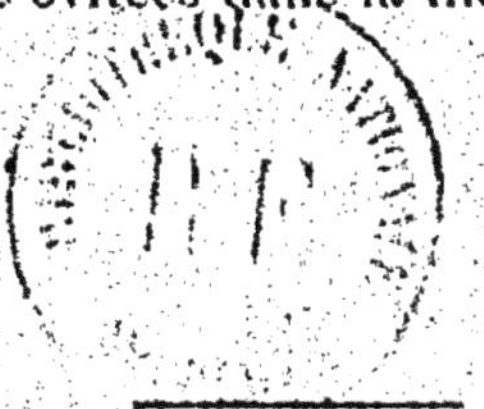

CHAPITRE DEUXIÈME

RÉSUMÉ. L'épreuve du bleu : sa valeur, son interprétation. Manuel opératoire. Le paralytique s'y prête difficilement. Pas d'influence sur l'état mental.

Le bleu de méthylène, ou chlorure de tétraméthylthionine (1), est facilement soluble dans l'eau et l'alcool ; assez instable, les corps réducteurs agissent sur lui en décolorant ses solutions étendues, qu'une légère oxydation régénère. Les tissus vivants exercent sur lui la même action, et quelle que soit la quantité introduite dans l'organisme (jusqu'à concurrence d'une dose toxique), on ne retrouve jamais le bleu en nature dans le sang. Il s'élimine en majeure partie par le rein, et c'est sur cette propriété que MM. Achard et Castaigne ont fondé leur méthode de l'essai de la perméabilité rénale par le bleu, car nombre d'auteurs s'étaient, depuis longtemps déjà, rendu compte que le rein malade élimine mal certains médicaments, et expliquaient ainsi, fort justement du reste, les phénomènes d'intolérance et beaucoup de cas

1) La formule du bleu de méthylène est : $N < \begin{matrix} C^4H^2 < N(CH^3) \\ S \\ C^4H^2 < N(CH^3)Cl \end{matrix} + 3H^2O$

dits d'idiosyncrasie, qui ne sont que des degrés divers d'intoxication.

Cette méthode est tout au long exposée par ses auteurs dans diverses publications, où ceux-ci donnent les résultats de leurs recherches sur plusieurs catégories de malades : elle consiste à faire prendre au sujet une certaine quantité de bleu, et à constater sous quelle forme, pendant combien de temps, de quelle façon il est éliminé par l'urine recueillie pour cela à intervalles rapprochés. De ces multiples constatations, les expérimentateurs ont tiré des conclusions précieuses relatives à l'état fonctionnel et même anatomique du rein, à savoir le mode plus ou moins rapide et parfait dont cet organe débarrasse l'économie des principes solubles résiduels de la nutrition, parmi lesquels les produits toxiques, qu'il a pour mission d'évacuer ; à savoir encore la puissance des oxydations qui constituent un phénomène important dans la série des échanges nutritifs.

Sans doute des objections ont été élevées, et même par des savants, contre la généralisation des résultats obtenus : M. le professeur Lépine n'est nullement disposé à croire que l'élimination urinaire, non seulement du bleu, mais de n'importe quel autre corps témoin, donne l'image fidèle de l'élimination des toxines ; le rein aurait un coefficient de filtration électif pour chaque substance normalement ou accidentellement emmenée par l'urine.

Mais, il faut bien le dire, ce n'est pas par la seule analogie que l'on a conclu du mode éliminatoire du bleu à celui des autres principes véhiculés par l'urine : il y a véritablement corrélation, parallélisme, entre les quantités de bleu et de substances solubles éliminées en un temps donné. MM. Achard et Castaigne, étudiant la perméabilité rénale comparée des asystoliques et des urémiques, ont pu constater que chez les premiers, dont les urines sont très denses, très riches en urates, en urée et en phosphates, le bleu passe rapidement et en très grande quantité ; qu'au contraire, dans les cas de néphrite atrophique où les urines sont peu denses et pauvres en matériaux fixes, le bleu passe lentement et en moins grande quantité (1).

Dans les cas d'intermittences, d'oscillations du bleu, l'urée, l'azote, les phosphates subissent des variations parallèles, comme l'ont du reste prouvé MM. Bar, Menu et Mercier dans un cas d'éclampsie puerpérale avec élimination intermittente du bleu (2).

Une preuve aussi élégante qu'originale a été donnée de ce fait par MM. Guyon et Albarran, qui, étudiant la perméabilité respective des deux reins, par le cathétérisme des uretères, chez deux malades atteints l'un d'hydronéphrose, l'autre de pyonéphrose, trouvent, avec un certain degré d'imperméabilité du rein malade, une diminution quantitative des principes de l'urine du même côté (3).

L'élimination des toxines elles-mêmes serait parallèle à celle du bleu : MM. Achard et Castaigne ont pu cons-

(1) Achard et Castaigne, La perméabilité rénale et la composition des urines dans la congestion d'origine cardiaque et dans le cas de mal de Bright. *Soc. méd. des hôp.*, 1898.

(2) Bar, Menu et Mercier, *Soc. obst. et gyn.*, 1897.

(3) Guyon et Albarran, Physiologie pathologique des rétentions rénales, *Ann. des mal. des org. gén.-ur.*, 1897.

tater, dans plusieurs cas de glaucurie retardée, une hypotoxicité marquée des urines. M. Mavrojanis cite un cas d'albuminurie où l'élimination du bleu était cependant normale, le coefficient urotoxique l'était également.

De la façon dont passe le bleu, il paraît donc légitime de conclure au mode de passage des principes de l'urine. On trouve encore, en faveur de cette conclusion, un argument solide dans une observation que rapporte M. Chauffard : il s'agit d'un ictère chronique chez un dyspeptique, dont on étudia le fonctionnement du foie et du rein par les méthodes adaptées. La recherche des pigments biliaires décela la présence de ceux-ci dans certains échantillons de l'urine recueillie séparément toutes les heures : il y avait cholurie discontinue avec intermittences totales. L'épreuve de la glycosurie alimentaire fut de même positive et intermittente. Enfin le bleu de méthylène lui aussi donna « un tracé polycyclique avec une intermittence presque absolue à la quatorzième heure, et une intermittence totale à la vingt-deuxième. » Or il fut constaté ce fait très intéressant : que l'élimination du pigment biliaire était « parallèle et comme superposable à l'élimination du bleu, intermittente comme celle-ci ». Il s'agissait dès lors de savoir si ces absences de bleu dans l'urine sont dues à des absences corrélatives de la matière colorante dans le sang ; mais de telles recherches sont à peu près impossibles, le bleu se transformant dans le sang en un leuco-dérivé qu'aucun procédé physique ni chimique, jusqu'ici, ne peut déceler (1). Aussi se basant sur le parallélisme de l'élimination des pigments biliaires et du bleu, M. Chauffard songea à demander la solution du problème à ceux-là : ayant pratiqué chez son malade une prise de sang au moment où l'urine ne contenait ni bleu, ni bile, il constata dans le sérum la présence de pigment biliaire, aussi bien pendant les intermittences qu'en dehors d'elles. Il conclut, par analogie très probable pour le bleu, que ces intermittences ne sont pas dues à des arrêts de passage dans le sang, mais bien à des interruptions de sécrétion rénale : il s'agit là d'inhibitions sécrétoires temporaires dues à l'intervention du foie (2).

M. Chauffard accorde même une telle importance à l'épreuve du bleu comme méthode d'exploration du foie, qu'il voit dans ces anomalies de la courbe un signe révélateur d'insuffisance hépatique. En effet, l'essai du bleu chez des individus dont le foie est malade lui a toujours donné une élimination modifiée dans sa forme et dans son rythme ; toujours il a noté des arrêts passagers, ce qui lui a permis de confirmer ce principe de l'intermit-

---

(1) CASTAIGNE, *Th.*, Paris, 1900.

Cependant MM. Reynaud et Olmer sont arrivés à déceler le chromogène dans le sang de quelques-uns de leurs sujets en expérience ; cette recherche est assez délicate, disent-ils, d'une part le chromogène est très dilué dans la masse sanguine, d'autre part il n'est possible de recueillir qu'une très petite quantité de sang ; trois fois sur douze observations la présence du chromogène a pu être nettement décelée dans le sérum après défécation ou après précipitation des albuminoïdes par la chaleur. *Soc. de Biol.*, 1899.

(2) CHAUFFARD, Ictère chronique dyspeptique, avec cholurie minime et intermittente. Choluries sans ictère. *Soc. méd. des Hôp.* 1901.

tence des éliminations urinaires chez les hépatiques, principe qu'il a établi depuis quelques années déjà (1).

Si nous avons autant insisté sur ces différentes données expérimentales qui établissent quelle valeur on doit accorder à l'épreuve du bleu de méthylène et quel cas l'on doit en faire dans l'interprétation des résultats obtenus, c'est que toutes ces particularités, nous les retrouverons, isolées ou associées, dans nos observations ; c'est que nos paralytiques eux aussi nous ont donné des courbes modifiées dans le temps et le rythme, par rapport à la courbe normale prise comme témoin.

MANUEL OPÉRATOIRE

La technique est des plus simples, elle ne diffère en rien de ce qu'elle est en dehors de l'aliénation. Le bleu employé est du bleu de méthylène pur, contrôlé au spectroscope, où il donne, en solution étendue, deux bandes d'absorption caractéristiques : l'une très foncée et par conséquent très visible dans le rouge, l'autre moins franchement apparente dans l'orangé. Un autre caractère, exclusif au bleu de méthylène, c'est que l'ammoniaque ne décolore pas ses solutions étendues, et ce fait le distingue de toutes autres sortes de bleu.

On l'administre par la voie sous-cutanée, qui présente

(1) CHAUFFARD et CASTAIGNE, Étude de la valeur sémiologique de l'élimination du bleu de méthylène chez les hépatiques. *Soc. méd. des Hôp.*, 1898.

de nombreux avantages sur l'ingestion par la bouche, à
la dose de cinq centigrammes. Ce procédé n'a aucun in-
convénient et n'est susceptible d'aucun accident, à la
condition que la solution soit stérile et que soient prises
des précautions minutieuses d'asepsie ; ces précautions,
indispensables d'une façon générale et absolue dans tous
les cas d'effraction chirurgicale du tégument, le deviennent, s'il est possible, plus encore, quand il s'agit de
nerveux, mieux, de paralytiques généraux, qui sont, de
par leur affection même, éminemment prédisposés à faire
des troubles trophiques, à cultiver des microorganismes
imprudemment semés dans ce terrain sans défense.

Le malade ayant au préalable vidé sa vessie, l'injection
est poussée profondément mais doucement dans une des
masses musculaires de la fesse ou de la cuisse qu'on
aura eu soin de mettre en résolution complète.

Il va falloir dès lors surveiller l'élimination du bleu,
noter le moment où il apparaît dans l'urine, lui ou son
chromogène, préciser le rythme éliminatoire et le moment de sa disparition. Pour cela, le malade est invité à
donner de l'urine toutes les trente minutes jusqu'à l'apparition franche du colorant, ensuite toutes les heures, et
pendant la nuit et le lendemain de deux heures en deux
heures, pour continuer les jours suivants toutes les trois
ou quatre heures seulement.

Mais il n'est pas toujours facile d'obtenir des malades,
et surtout de paralytiques généraux, qu'ils donnent de
l'urine à intervalles si rapprochés, et à ce point de vue
nous avons rencontré chez quelques-uns des difficultés
qui nous ont obligé bien souvent à recourir à la sonde.

Et c'est surtout chez nos malades hommes que nous avons dû suppléer par le cathétérisme à l'émission naturelle de l'urine, les femmes s'étant prêtées bien mieux au régime des mictions fréquentes. Ce fait s'explique chez les uns par l'existence de rétrécissements uréthraux, chez beaucoup par une hypoesthésie du col vésical entraînant une certaine paresse de l'organe, une susceptibilité réflexe moindre, même pour des réplétions notables de la vessie ; si bien que parfois la sonde, en débouchant sur le col, provoquait la miction et la projection du liquide entre elle et le canal.

Ces difficultés ne sont pas les seules que nous avons rencontrées dans nos recherches sur des malades trop souvent indociles, résistants et fourbes, et il nous faut ici encore signaler des différences dans les deux sexes : une plus grande docilité chez les femmes ; chez certains malades du sexe fort au contraire, une pusillanimité enfantine, ridicule, lorsqu'on leur parlait de les piquer : un paralytique hypochondriaque, persécuté et halluciné, sanglotait chaque fois qu'on lui proposait cette petite opération. Un autre paralytique, un satisfait celui-là, plongé dans des considérations thérapeutiques absurdes, racontait avec bonhomie le rajeunissement complet et total qu'il opérait de ses organes par des injections de veau pilé dans la colonne : il fut impossible de lui prouver la supériorité de notre procédé sur le sien, et il s'enfuit à la vue de la seringue armée.

C'est assez dire que les paralytiques persécutés, hypochondriaques, ceux en général dont le délire ou les préoccupations ont le moi comme centre, se prêtent mal à l'expérimentation, en raison de leur méfiance pour tout ce qui semble atteindre leur personnalité. Cependant, chez aucun de nos malades, cette petite épreuve n'a donné lieu à l'éclosion de nouvelles idées délirantes ; ils n'exprimaient même pas d'étonnement à voir la coloration anormale de leurs urines, presque tous y ont été indifférents, bien peu l'ont constatée.

Au point de vue mental comme au point de vue physique, cette expérience a été absolument inoffensive.

Aussitôt son émission, l'urine doit être examinée au point de vue de sa coloration ; on note celle-ci sur le graphique d'après l'échelle des teintes indiquées par Castaigne ; et cette appréciation doit se faire sans tarder, car, sous des influences variées auxquelles elle se trouve soumise en dehors de la vessie, l'urine teintée de bleu subit plus ou moins vite des modifications de coloris qui en peuvent changer complètement l'aspect d'un jour à l'autre.

Certaines urines, laissées au repos, se décolorent complètement jusqu'à ne plus contenir la moindre trace apparente de bleu, et cela très rapidement, avant, semble-t-il, que se soit produite une fermentation alcaline : c'est là un phénomène chimique de réduction que Castaigne attribue à l'action des bactéries contenues dans l'urine.

Nous verrons tout à l'heure qu'il peut y avoir une autre explication de ce fait.

D'autres urines au contraire se teintent de plus en plus et prennent des tons foncés que l'on ne voit jamais à l'émission directe.

D'où, dans l'un et l'autre cas, l'importance qu'il y a à examiner tôt et à déterminer sur le tracé la teinte des échantillons, sous peine de ne plus avoir de résultats comparables entre eux.

Une autre précaution indispensable, c'est la recherche du chromogène ; car, comme la chose a lieu pour les pigments normaux ou anormaux de l'urine (matières colorantes, indican, urobiline), le bleu s'élimine en partie, quelquefois même en totalité sous la forme de leuco-dérivé incolore, qu'une légère oxydation par l'acide acétique à chaud ramène à l'état de composé coloré vert ou bleu ; et l'on inscrit aussi le graphique de cette courbe, qui représente l'élimination totale, réelle, du bleu, dans un temps donné, tandis que l'autre courbe, l'inférieure, indique la glaucurie apparente, l'élimination du bleu sous une seule de ses deux formes connues.

L'écart qui existe entre les deux tracés exprime le pouvoir réducteur ou plutôt le degré de valeur oxydante des tissus ; car, avec M. Castaigne il faut admettre que le bleu est transformé dans le sang en leuco-dérivé, lequel est régénéré par oxydation dans son passage à travers les tubes du rein, sous l'influence de l'activité vitale des cellules épithéliales.

Chez un sujet sain, le bleu commence à apparaître dans l'urine au bout d'une demi-heure, puis la teinte bleu verdâtre devient de plus en plus apparente ; elle est très nette après une heure et atteint son maximum d'intensité vers la troisième ou la quatrième heure. Elle reste quelques heures à son apogée et enfin décroît progressivement pour disparaître vers la soixantième heure environ.

Le bleu passe en totalité en nature, et le chromogène, lorsqu'il en existe, est très peu abondant dans l'urine ; c'est là l'indice d'un pouvoir oxydant normal, non modifié ni diminué. Au contraire, chez nos paralytiques, il y a dissociation presque constante et continue des deux formes du bleu.

Nous donnons, pour le montrer, quelques-uns des tracés que nous avons obtenus ; ce sont les plus typiques au point de vue du polycyclisme, des intermittences et de cette indépendance des deux courbes. Tous les autres graphiques, correspondant aux autres observations, sont semblables à ceux-là, sauf qu'il n'y a que des intermittences relatives, quoique souvent très prononcées, tendances marquées vers l'arrêt total d'élimination.

CHAPITRE TROISIÈME

Observations.

RÉSUMÉ : Plusieurs de nos malades sont syphilitiques. Aucun n'est notoirement alcoolique. Ce ne sont ni des hépatiques, ni des rénaux confirmés, deux sont légèrement albuminuriques. Tous ont une élimination anormale du bleu.

En parcourant nos observations, on s'apercevra de la fréquence avec laquelle la syphilis est relatée dans l'histoire des malades et l'on pourrait nous objecter que les résultats en sont viciés de ce fait, que pour attacher à ces expériences quelque valeur dans la paralysie générale, il eût fallu les conduire sur des malades purs, exempts de syphilis et d'alcoolisme, deux intoxications qui ont sur la nutrition une néfaste influence.

Nous nous sommes mis à l'abri de l'alcoolisme, car il a un retentissement trop direct sur le système vasculaire, rejetant les cas qui pouvaient s'en trouver entachés. Pour ce qui est de la première, nous l'avons trouvée toutes les fois que des renseignements suffisants ont pu être donnés soit par les malades eux-mêmes, soit par leurs familles ; et dans les cas où elle n'est pas signalée,

nous ne pouvons pas conclure à son absence, attendu
que le plus souvent l'anamnèse fait défaut (1). Du reste,
il nous eût été bien difficile de trouver des paralytiques
purs, aujourd'hui qu'est par beaucoup admis le dogme
de l'origine syphilitique de la paralysie générale.

Que l'infection syphilitique puisse produire des troubles organiques, nul ne songe à en douter ; qu'elle
retentisse sur la nutrition à des degrés divers, c'est bien
probable encore et facile à concevoir d'une maladie
qui imprègne si intimement les tissus (2). Mais il n'est
pas douteux non plus que la paralysie générale réagit
sur cet organisme en apportant le concours de sa puissance dystrophique. Aussi il pourrait sembler que dans
des recherches de ce genre il soit difficile de faire le
départ de ce qu'il faut attribuer à l'une et à l'autre.
Cependant un fait d'observation clinique est à retenir :
il est admis que l'on guérit de la syphilis, on ne guérit
pas de la paralysie générale ; du jour où un sujet, dix,
quinze ans après une syphilis soignée et guérie, est pris
par la méningo-encéphalite, c'est fait de lui dans un ave-
nir prochain ; la syphilis seule ne comporte pas un pro-
nostic aussi grave.

Quoi qu'il en soit, nos résultats n'ont pas la prétention de trancher une question aussi complexe que celle

(1) « La syphilis manque surtout là où les renseignements font
défaut » (Régis). — « La proportion des antécédents de syphilis
augmente avec les facilités de l'anamnèse » (Morel-Lavallée et Béliè-
res).

(2) La syphilis peut être une cause d'insuffisance hépatique à
tous ses stades et à tous ses âges (Gouget, l'*Insuffisance hépatique*.
Paris, 1900).

de l'importance respective de la syphilis et de la paralysie générale dans la production des troubles fonctionnels et nutritifs, chez des malades qui, très probablement, en subissent la double influence dans des proportions que l'on ne peut fixer.

L'examen clinique, au lit du malade, du foie et du rein, par les procédés habituels d'exploration, a toujours été négatif ; nous n'avons jamais perçu de changement appréciable dans le volume du foie ou de la rate. Deux seulement de nos paralytiques sont légèrement albuminuriques.

OBSERVATION I

Paralysie générale à la deuxième période. Élimination prolongée, continue, cyclique.

D... Marie, 42 ans, journalière, internée depuis le 9 avril 1901.

Père alcoolique mort subitement. Mère morte à 41 ans, probablement tuberculeuse. Une sœur alcoolique.

Syphilis douteuse d'après l'anamnèse : première fausse couche de cinq mois, une autre deux ans après. Sur trois amants qu'elle se partagea, deux au moins avaient « la grosse vérole »

Quelques ganglions cervicaux.

Depuis plusieurs mois déjà, la malade avait de petits ictus avec chute et perte de connaissance, aphasie transitoire.

Le 9 avril, elle est conduite au Dépôt de la Préfecture de police, où elle est classée comme aliénée avec le certificat suivant : « Affaiblissement des facultés intellectuelles, divagations, agitation, loquacité, insomnie. Idées délirantes de richesse et de grandeur. Projets déraisonnables. »

Dans la suite, de nouveaux examens et certificats établissent et confirment l'existence de la paralysie générale.

L'état mental est caractérisé par une satisfaction personnelle morbide, des conceptions délirantes absurdes de grandeur et de richesse, des interprétations rétrospectives non moins absurdes sur les suites de ses avortements.

Elle est Napoléon IV, elle a acheté toute l'Europe, adopté tous les enfants de l'assistance publique.

Incohérences, contradictions flagrantes, niaiseries.

Par contre, la mémoire semble surnager, du moins en partie, au-dessus de cet état démentiel ; la malade en effet sait dire son âge, l'année actuelle ; elle peut faire soit par écrit, soit de tête, des calculs peu difficiles et en faisant appel au raisonnement.

Bonne travailleuse, relativement propre, elle ramasse cependant et collectionne tous chiffons qu'elle trouve et orne sa personne de ces minuscules oripeaux.

Comme troubles somatiques, on note : un léger tremblement des mains, rendu surtout manifeste par l'écriture qui est irrégulière, saccadée ; tremblement peu accentué de la langue, pas de trémulation fibrillaire. La parole est assez facile, un peu ânonnée, mais sans accrocs, quoiqu'elle éprouve une réelle difficulté à prononcer les mots d'épreuve compliqués et longs.

Pas d'ataxie ni de signe de Romberg.

Réflexes abolis. Sensibilité objective diminuée.

Du côté des yeux : abolition du réflexe lumineux ; réaction paradoxale de la pupille droite, celle-ci se contracte lorsqu'on ferme les paupières et se dilate un peu à l'ouverture. Pupilles inégales, la gauche, étant plus grande que la droite qui est plutôt en myosis. Le réflexe irien de l'accommodation est conservé.

Analyse des urines :

Volume .... 1.250.
Réaction .... acide faible.
Densité.................. 1.021.
Urée.................... 14,50 par litre (1).
Anhydride phosphorique. 0,852 par litre (2).
Indican.................. petite quantité.

(1) Le chiffre moyen normal est 26,50 d'après Yvon.
(2) Le taux moyen est de 3,20 à l'état normal.

L'élimination du bleu est prolongée (80 heures), continue et cyclique ; donc diminution de la perméabilité rénale ; les cellules épithéliales ont toutefois assez bien conservé leur pouvoir oxydant, car l'ébullition fonce peu la teinte de l'urine et les deux courbes inscrites de la glaucurie apparente et de l'élimination réelle s nt parallèles et très voisines l'une de l'autre.

L'épreuve de la glycosurie alimentaire a été positive, et a donné au dosage 0 gr. 57 de sucre, pour 180 centimètres cubes d'urine. Le foie paraît donc encore relativement intact ou du moins peu touché, vu le rythme régulier de la courbe du bleu et la faible quantité de sucre qui a passé dans l'urine, sur les 150 grammes de glucose absorbé.

OBSERVATION II

Paralysie générale à la deuxième période. Élimination courte
et peu abondante. Albuminurie légère.

D..., Jules, 41 ans, ancien adjudant, interné depuis le 28 décembre 1901.

Rien à noter sur l'hérédité ; vingt-cinq ans de service militaire, fièvre typhoïde il y a vingt ans. Nie la syphilis.

Au mois de septembre dernier, hémiplégie droite totale, dont il guérit en deux mois ; en décembre, deuxième attaque de paralysie du même côté ; les troubles mentaux nécessitent alors son transfert de Saint-Antoine, où il était hospitalisé, à l'asile clinique, avec le diagnostic de paralysie générale.

Le malade est dans un état démentiel caractérisé par une inconscience relative de sa situation qu'il envisage au travers d'illusions consolantes. La mémoire a de grosses lacunes ; les souvenirs sont vagues, confus, indécis. Pas de délire véritable. Dans son inconsciente ignorance, le malade projette de reprendre la vie où il l'a laissée à la suite de son hémiplégie.

Parole embarrassée, lente, ataxique ; presque impossibilité de prononcer les mots d'épreuve.

L'écriture est tremblée. La langue, les membres sont animés d'un tremblement très accentué. Exagération des réflexes, surtout à droite.

Incoordination motrice. Pas de signe de Romberg. Démarche spasmodique.

Asymétrie faciale, le côté gauche est tiré, les plis et sillons y sont plus accusés qu'à droite. C'est tout ce qui lui reste de son hémiplégie, avec un peu d'affaiblissement musculaire du bras droit et un léger degré de plus d'ataxie.

État des urines :

```
Volume ................... 1.000.
Réaction ................. acide faible
Densité................... 1.017.
Urée ..................... 13,87.
Anhydride phosphorique. 0.470.
Albuminurie.............. légère.
```

L'élimination du bleu est du type continu cyclique, mais la durée est inférieure à la normale : quarante-huit heures. Et malgré cette augmentation apparente de la perméabilité, la quantité de bleu éliminé est faible, beaucoup moindre que dans les autres cas, la teinte de l'urine reste à des tons peu élevés. Ce fait tendrait à prouver qu'une partie du bleu est détruite dans l'organisme, ou bien se transforme en des dérivés que nous ne connaissons pas et que nous ne pouvons déceler.

Quoi qu'il en soit, la présence d'albumine dans l'urine est confirmative d'une desquamation de l'épithélium des tubuli ; mais en raison de cette glaucurie minime, nous hésitons à ranger ce cas dans l'ordre de ceux qu'a publiés M. Bard, relatifs à l'excès de la perméabilité rénale dans les néphrites épithéliales.

OBSERVATION III

Paralysie générale à la deuxième période. Élimination prolongée, continue cyclique.

L...., Jeanne, 33 ans, internée depuis le 21 mai 1901.

Aucun renseignement sur la malade et ses antécédents.

A aucun moment de son séjour à l'asile, cette malade n'a eu de délire, l'état mental se résumant dans l'affaiblissement en bloc des facultés.

Indifférence complète, apathie ; elle a une conscience très diminuée de sa situation, qu'elle accepte sans la moindre réflexion ; très docile et douce de caractère, elle s'adapte au milieu avec grande facilité.

La mémoire est considérablement rétrécie.

Les signes physiques sont des plus accentués : tremblement généralisé à tout le corps ; il est intense à la face dans les muscles péribuccaux, qui sont animés de véritables spasmes quand la malade veut parler. Le langage est bredouillé, ataxique.

Exagération très notable des réflexes, trépidation épileptoïde du pied, de la rotule.

Hypoesthésie cutanée, hyperesthésie plantaire.

Inégalité pupillaire, la pupille droite étant plus grande que la gauche. Myosis.

Fixité des pupilles qui ne présentent plus de réactions.

La malade a parfois des attaques congestives, qui se manifestent par de la prostration, un état subcomateux, sans convulsions épileptiformes ni paralysie.

Analyse des urines :

Volume....................	1230.
Réaction.................	alcaline faible.
Densité..................	1028.
Urée.....................	24,31.
Anhydride phosphorique ...	1,678.
Indican..................	traces.

Ni sucre ni albumine.

L'élimination est prolongée (96 heures), mais elle est régulière : le bleu passe en majeure partie à l'état libre, preuve d'oxydations encore bonnes ; régulière, sans à-coups.

La glycosurie alimentaire a été positive ; le sucre a été retrouvé dans les urines pendant quatre heures, sur un volume de 190cc., à la dose totale de 26 gr. 01.

Il y a donc dans ce cas insuffisance de la cellule hépatique tout au moins dans sa fonction glycogénique ; or, il est bien admis que cette impuissance donne la mesure de la perte de son pouvoir d'arrêt sur les poisons.

Il n'est donc pas étonnant que la malade intoxiquée gravement ait fait de fréquents ictus apoplectiformes, et soit morte assez rapidement après une dernière période très écourtée.

A l'autopsie, le foie a un aspect brunâtre, violacé, uniforme, le piqueté clair lobulaire a disparu, il est mou et un peu gros.

Le rein aussi est altéré : un peu congestionné, sans résistance sous le couteau, la couche corticale est amincie et la capsule adhère un peu plus que normalement.

OBSERVATION IV

Paralysie générale à la deuxième période.
Élimination prolongée, continue acyclique.

B..., 39 ans, artiste lyrique.
Internée depuis le 24 juillet 1901.
Père et mère âgés : celle-ci, d'un tempérament très nerveux, était sujette à des « crises de nerfs. »
Sœur hépatique, hydropique, a fréquemment de la jaunisse.
Frère aliéné, mort de paralysie générale à 28 ans.
Les débuts de la malade dans sa profession remontent à l'âge de 11 ans ; c'est de là aussi que date son passé pathologique : elle aurait eu en effet la syphilis à cet âge, avant même d'être pubère ; elle est du reste très affirmative et concise sur l'existence de cette affection, les accidents secondaires qu'elle présenta, le traitement adapté qu'elle suivit alors.
Réglée à 15 ans.
Fièvre typhoïde à 19 ans.
Elle s'est toujours adonnée avec ardeur aux plaisirs que pouvait lui procurer sa situation, supportant assez bien cependant les fatigues qui en sont le revers obligé.
Depuis cinq ou six ans, elle était sujette à des « congestions » annoncées par des bourdonnements d'oreille, un flux de sang à la tête, une sensation de chaleur et du battement des tempes ; puis perte de connaissance, chute qu'en raison des

prodromes elle avait le temps de combiner « pour ne pas se faire de mal ».

Il lui arriva même de se mordre la langue et la lèvre. Après la crise, qui ne durait que quelques minutes, fourmillements dans les membres, un peu de bredouillement. Avait fréquemment des céphalées, surtout à la tombée de la nuit, des vertiges et des fourmillements dans les jambes.

Dans ces derniers temps, elle se perdait dans les rues, oubliait le but de ses sorties et n'était plus capable de raisonner ses actions, car elle se mit à boire avec excès de l'absinthe et des liqueurs.

Enfin, au mois de juillet 1901, ayant pris un fiacre qu'elle ne pouvait payer, elle est arrêtée, conduite au Dépôt et internée.

Elle présente un état mental type de paralytique.

Ayant perdu presque complètement la notion de son état actuel, son intelligence affaiblie est constamment hantée par des idées absurdes de grandeur, de richesse, de satisfaction, forme les projets les plus fantasques, les plus extravagants : elle vit, pour ainsi dire, dans un rêve perpétuel.

Cette mégalomane raconte qu'elle part dans quelques heures pour Bordeaux dans une voiture à huit chevaux, fait des invitations à déjeuner chez elle, narre le luxe de ses appartements, pendant que, maintenue en isolement, elle couche dans la paille, possédant pour tout mobilier le traditionnel récipient en fer battu, et passant sa journée à assembler des fétus de paille pour les vendre comme cure-dents.

Parfois elle exhale des doléances, elle pleure, demande à s'en aller pour « gagner de l'argent », « soigner sa pauvre mère », revivre une vie meilleure ; mais elle oublie vite : lueurs d'intelligence aussitôt disparues que nées dans le remous du naufrage.

Très loquace, elle parle avec volubilité ; mais elle perd de vue l'objet de la conversation pour se lancer dans toutes sortes de détails et de circonstances à côté, s'attardant aux décors ;

aussi est-on obligé de la ramener constamment sur le point qu'on lui demande d'éclaircir.

La mémoire est en somme assez bien conservée, sauf quelques lacunes pour les faits récents.

La nuit, elle dort peu, se promène dans le dortoir, fouille les vêtements des autres malades et s'approprie volontiers les objets qu'elle trouve à sa convenance. Et si on le lui reproche, elle proteste de la fausseté des rapports et des mensonges dont elle est victime.

Les signes physiques sont assez discrets : pas de tremblement de la langue ni des doigts. Pas de trouble appréciable du langage ni de l'écriture.

Légère hypoesthésie à droite.

Les réflexes oculaires, lumineux et accommodateur, sont conservés.

Inégalité pupillaire, la pupille gauche étant un peu plus grande que la droite.

Réflexes tendineux diminués.

La ponction lombaire a été pratiquée et l'examen cytologique positif a révélé la présence de lymphocytes dans le liquide céphalo-rachidien.

Analyse des urines :

```
Volume........................... 2.200
Réaction ......................... Acide très faible.
Densité........................... 1.011
Urée.............................. 10,71
Anhydride phosphorique........... 0,773
```

Ni sucre ni albumine.

La courbe d'élimination est éminemment irrégulière : le chromogène est recherché et trouvé dans tous les échantillons ; il suit d'abord, à une échelle de tons plus foncés, une élimination parallèle à celle du bleu ; puis il subit comme lui des oscillations à grande amplitude, mais ces oscillations sont tantôt parallèles, tantôt affectent un type inverse, d'où un acyclisme remarquable, qui reflète cette impuissance intermittente, paroxystique du rein, à faire du bleu avec le chromogène apporté par le sang, en même temps que les chutes de la courbe supérieure indiquent la résistance de l'organe à laisser passer la matière colorante.

La glycosurie alimentaire est restée négative.

(Voir à la fin le graphique de la courbe).

OBSERVATION V

Paralysie générale, deuxième période. Élimination prolongée, polycyclique, continue avec tendance à l'intermittence.

B... Paul, 18 ans, employé.

Interné depuis le 12 juillet 1901.

Paralytique général déprimé : idées incohérentes de satisfaction et de grandeur, ces conceptions étant cependant ternes et émises sans conviction. Pas d'idées de richesse.

Idées vagues de persécution.

Attitude affaissée ; la physionomie donne une expression navrée.

Besoin de remuer, de marcher, c'est en se promenant qu'il répond aux questions qu'on lui pose ; et le peu qu'on en tire est débité sur un ton lent, monotone, bas, avec peine, le malade se prêtant difficilement à l'interrogatoire.

Insconscience absolue.

Gâteux au début, ne l'est plus maintenant, quoiqu'il reste malpropre.

L'appétit est bon, il mange beaucoup ; malgré cela aspect cachectique, amaigri.

Pas d'attaques congestives.

Tremblement des mains et de la langue. La parole est lente, monotone, à peine articulée, les lèvres étant peu mobiles et comme figées. Mais pas d'accrocs, pas d'embarras marqué du parler. Voix nasonnée.

Niaiserie du récit.

La mémoire a des lacunes, surtout pour les faits récents, entre autres ceux qui ont accompagné et motivé son internement.

Exagération des réflexes.

Myosis bilatéral, pas d'inégalité pupillaire. Les pupilles sont fixes, en contracture, ne réagissant ni à la lumière ni à l'accommodation.

Analyse des urines :

Volume......................	1100
Densité...................	1023
Réaction..................	acide
Urée.....................	22 gr. 41
Anhydride phosphorique..	1 gr. 705

Ni sucre ni albumine.

Élimination prolongée (73 heures), polycyclique, continue, avec des tendances à être intermittente.

La recherche de l'urée dans les divers échantillons a fait constater une diminution de cette substance au moment des chutes de la courbe.

(Voir le graphique à la fin).

OBSERVATION VI

Paralysie générale. Élimination prolongée, polycyclique.

C... Félix, 34 ans, ancien pompier de Paris.

Interné depuis le 7 janvier 1901.

Aucune indication touchant l'hérédité du malade et ses antécédents personnels.

Depuis son entrée à l'asile, il est assez tranquille, plongé dans une inconscience relative de sa situation qu'il n'essaie pas de discuter, n'en entrevoyant pas les inconvénients.

Il est satisfait, peu expansif ; très égoïste. Il proclame même des sentiments fort inhumains pour ses semblables, ce qui le fait rire d'un gros rire niais et convulsé. Instabilité motrice : il bouge constamment les mains, ne reste pas en place, se promène automatiquement tout le jour, en produisant avec les lèvres des tics respiratoires variés.

La mémoire pour les faits récents est abolie ; le malade comme vivant un rêve, raconte ses anciens faits et gestes, s'arrêtant à des détails enfantins, passant sans lien d'un sujet à l'autre, abusant des termes « machin », « chose », qui remplacent dans son discours les mots introuvables (logoplégie).

Pas de délire de grandeur ni de richesse.

Les troubles physiques ne font que confirmer le diagnostic : Facies inexpressif ; les lèvres sont peu mobiles, cependant la physionomie s'anime, les traits et plis s'accusent pendant le récit.

Trémulation convulsive des muscles péribuccaux, tremblement de la langue, des mains.

La parole est traînante, chevrotante ; certaines syllabes sont filées longtemps, la voix est bitonale.

Inégalité pupillaire, la pupille droite est plus grande que la gauche ; toutes deux réagissent assez bien à la lumière et à l'accommodation.

Exorbitis double.

Réflexes exagérés.

État des urines :

    Volume 1500
    Densité........................ 1009
    Réaction....................... acide faible
    Urée .... 18 gr. 08
    Anhydride phosphorique......... 0 gr. 580

L'élimination est prolongée, polycyclique. L'urine est pauvre en bleu, comme elle est pauvre en urée, en acide phosphorique : Il semble qu'il y ait chez ce malade un ralentissement de la désassimilation, qui coïncide du reste avec une notable augmentation de poids depuis son entrée; en somme état languissant de la dépuration urinaire.

OBSERVATION VII

Paralysie générale. Elimination prolongée, acyclique, avec intermittences relatives.

G... Jules, 42 ans, journalier. —

Interné depuis le 31 décembre 1901.

Absence de renseignements sur les antécédents héréditaires et personnels du malade ; on sait seulement que depuis trois ans déjà il « était dans l'enfance ». Il fut, paraît-il, assez tranquille jusqu'au 31 décembre dernier, où il fut conduit au dépôt de la préfecture de police pour « excitation maniaque intense, violences, accès subit de fureur, gesticulation désordonnée sur la voie publique. »

C'est dans un état d'inconscience absolue qu'il est amené à Ville-Evrard, incapable même de dire son nom, agité, ne pouvant tenir en place, animé d'un perpétuel besoin de mouvement ; parfois il marche et court sans savoir où il va ni ce qu'il veut.

La physionomie indique l'anxiété, la gêne et reflète des préoccupations hypochondriaques que le malade exprime par des gestes, des soupirs bruyants, des gémissements, des attitudes significatives.

La parole est réduite à l'état d'un bredouillement inintelligible, paraphasique, avec impossibilité d'articuler le moindre mot.

Le malade semble se rendre compte de son incapacité à se faire comprendre et s'en irrite.

Inégalité pupillaire : pupille droite plus grande que la gauche. Myosis : les pupilles réagissent légèrement à la lumière, très faiblement à l'accommodation.

Tremblement de la langue, des lèvres, des mains. Le malade marche péniblement les jambes écartées, mais la force musculaire est assez bien conservée. Incoordination motrice manifeste.

Instincts de vol.

Analyse des urines .

```
Volume.............................  2000
Densité............................  1010
Réaction...........................  acide faible
Urée...............................  6 gr. 03 par litre
Anhydride phosphorique.............  0 gr. 606 par litre
```

Ce malade a éliminé peu de bleu, comme il élimine en très faible quantité l'urée et l'acide phosphorique ; le pouvoir oxydant est si peu intense qu'une bonne partie des échantillons d'urine est presque totalement incolore à l'émission.

Il n'y a aucune régularité, aucun rythme dans cette élimination ; on est tenté de qualifier la courbe d'ataxique : elle a ces crochets de l'écriture, ces hésitations de la parole, ces tentatives avortées de l'intellectualité.

L'élimination est prolongée (81 heures).

Elle est de plus intermittente, donnant des intermittences relatives au début et au milieu, et une intermittence totale à la fin du troisième jour. Il faut voir là l'intervention du foie, comme M. Chauffard l'a montré,

OBSERVATION VIII

Paralysie générale. Élimination prolongée, intermittente, polycyclique.

A... Jean, 29 ans, livreur.

Interné depuis le 2 novembre 1901.

Absence de renseignements sur les antécédents du malade : on sait seulement qu'il se perdait dans les rues et se livrait parfois à des actes incohérents révélant son inconscience.

A l'asile, sauf un peu de turbulence au début, il est calme, inerte, indifférent, étranger à tout, mais docile ; le masque figé, toujours identique dans son inexpression, reflète l'abrutissement, le vide cérébral, l'absence d'intellectualité spontanée. Aussi, ne manifeste-t-il pas de délire : il est tacitement satisfait de son sort par l'impossibilité où il est d'en entrevoir un meilleur : il est toujours de l'avis qu'on lui suggère. Répond cependant à certaines questions qu'on lui pose, sans pouvoir toutefois donner des renseignements.

La mémoire des faits récents est presque anéantie, et les souvenirs anciens ne sont pas facilement rappelés.

Il a du reste une difficulté extraordinaire à parler : il hésite, bégaie, bredouille parfois d'une manière inintelligible, et dans cette ataxie du parler, il met en jeu des muscles qui n'ont rien à voir dans l'articulation des sons à donner, tant cet exercice est devenu pour lui compliqué.

Écriture tremblée, informe.

Tremblement de la langue, des mains.

Ataxie manifeste des membres. Pas de signe de Romberg.

Pupilles inégales, la droite étant plus grande que la gauche ; plutôt dilatées, réagissent à la lumière et à l'accommodation.

Exagération des réflexes.

Pas d'attaques congestives.

```
Urines : Volume.......................... 1500
        Densité........................... 1008
        Réaction .......................... neutre
        Urée.............................. 5 gr. 67 par litre
        Anhydride  phosphorique....... 0 gr. 612
```

Ici encore c'est la désassimilation pauvre, réduite à un taux singulièrement faible ; la nutrition reflète la manière d'être du malade, dont les relations avec le monde extérieur sont presque absentes, et qui vivote, engourdi, figé dans son inertie.

Là encore, le bleu met longtemps (120 heures) à s'éliminer et constamment dans des teintes faibles, ne dépassant pas le vert clair.

C'est la courbe polycycliqueirrégulière, dont les saccades échappent à toute interprétation.

OBSERVATION IX

Paralysie générale. Elimination prolongée, polycyclique, intermittente.

N... Jean, 32 ans, journalier.

Interné depuis le 20 décembre 1901.

Le père et une sœur du malade seraient morts de la poitrine ; lui-même a eu étant enfant une affection des yeux, « les yeux coulaient et il louchait ». fut opéré de son strabisme à l'âge de 6 ans.

Plus tard, vers 15 ou 16 ans, élève d'un prytanée militaire, il eut une bronchite chronique dont il guérit au bout de deux ans.

Pas de syphilis avouée, ni de stigmates révélateurs.

Depuis quelque temps, son caractère avait changé, il était devenu irritable, méchant ; sa mémoire lui faisait défaut par instant, il lui arrivait de se perdre dans des quartiers qu'il connaissait bien ; en même temps que ses forces, il perdait le goût du travail, se plaignait de maux de tête, de fourmillements dans les jambes.

Le certificat médical porte : « Kleptomanie avec idées de suicide ».

Son 1ᵉʳ certificat, à Sainte-Anne, est ainsi libellé : « Paralysie générale : préoccupations hypochondriaques : idées de satisfaction, actes inconscients. Etourdissements, hésitation de la parole, inégalité pupillaire. »

Le malade se rend suffisamment compte de sa situation, mais il l'accepte sans discuter, sans réclamer autre chose : d'un caractère gai, il est content, satisfait, chante en déambulant une partie de la journée ; cause peu, ne s'occupe de personne.

Pas de délire. Sa mémoire est notablement endommagée.

Comme troubles somatiques on note: de l'embarras de la parole, du tremblement de la langue et des mains, de petites secousses des zygomatiques, une disparition presque absolue des réflexes. Pas d'ataxie, ni de signe de Romberg.

Pupilles inégales, la droite étant plus petite que la gauche ; réagissent peu aux excitations lumineuses et accommodatrices.

Etat des urines :

Volume......................	1150
Densité......................	1019
Réaction....................	acide faible
Urée.......................	18 gr. 28 par litre
Anhydride phosphorique...	1 gr. 002.

Ni sucre ni albumine.

Elimination un peu prolongée, manifestement polycyclique et intermittente : plusieurs intermittences relatives, une intermittence absolue le deuxième jour, une autre presque totale le troisième jour.

(La courbe de l'élimination est donnée à la fin du travail).

Observation X

Paralysie générale. Élimination prolongée, continue, cyclique.

B... Marie, 53 ans, repasseuse.

Internée depuis le 20 janvier 1901.

Antécédents familiaux. — La mère, une sœur et deux frères de la malade, seraient morts de la poitrine, à des âges variant entre 30 et 40 ans.

Antécédents personnels. — Syphilis très probable : il y a deux ans, la malade eut à la cuisse droite une gomme suppurée, dont elle garde la cicatrice au-dessus du genou, et pour laquelle elle fut soignée à la consultation de l'hôpital St-Louis : on lui ordonna, dit-elle, du sirop de Gibert et des gargarismes chloratés.

C'est la seule manifestation qu'elle se rappelle avoir eue d'une affection dont elle ignore la nature et le nom, mais qu'elle soupçonne bien être une « mauvaise maladie, une maladie honteuse, contagieuse », et la cause de tout le mal actuel.

C'est vers cette époque aussi que s'établit la ménopause : les vertiges, les céphalées, un certain état de faiblesse, joints aux difficultés et aux fatigues de son métier, des préoccupations exagérées, tout contribua dans le même temps à déprimer la malade physiquement et moralement ; elle eut même recours au suicide, et c'est à la suite d'une tentative de ce genre qu'elle fut enfermée.

Aussi, à son entrée à Ville-Evrard, apparaît-elle comme une neurasthénique déprimée avec mélancolie hypochondriaque.

Peu à peu ces préoccupations s'installent à l'état d'idée fixe et obsédante, commandant le délire et les réactions : elle verse dans l'hypochondrie la plus noire.

Son attitude exprime la consternation, l'accablement, le désespoir. Ne se trouvant bien nulle part et dans aucune position, elle est constamment dans un état de mobilité inconsciente et sans but. Refuse de se laisser examiner et de prendre les soins hygiéniques que réclame son sexe, car elle craint de contagionner les appareils et les autres personnes.

Constamment absorbée par l'idée qu'elle est pourrie, qu'elle est un danger pour tout le monde, elle en arrive à des conceptions absurdes : « Elle est bouchée, disloquée ; les arbres sont pourris à cause d'elle ; elle est une infection, une peste ; ne sait pas où aller pour cesser d'être dangereuse aux autres. »

Elle déclare que son intention formelle est de se donner la mort avec ce qu'elle pourra, mais il faut dire que jamais depuis son entrée elle n'a tenté la moindre exécution de ces projets.

En la poussant un peu sur son délire, on détermine facilement un état d'anxiété avec angoisse, oppression. Idées de culpabilité, d'indignité.

Sentiment d'impuissance invincible : anéantie, inerte, sans volonté ni ressort : tout effort lui est pénible ; avec cela la conviction que sa maladie est incurable, que tous soins sont par conséquent inutiles.

Pas d'hallucinations confirmées, mais assurément elles ne sont pas loin, car « il lui semble » parfois percevoir les mauvaises odeurs dont elle est la source, « il lui semble » entendre les autres personnes s'en plaindre. Illusions de la sensibilité générale : « les doigts, la bouche, tout ça colle. »

La mémoire des faits récents est presque abolie ; la puissance d'attention considérablement amoindrie : incapable de faire le plus petit exercice de calcul ; « 2 fois 2 = 6, 2 fois 10 = 15. »

Les troubles de la parole qui étaient au début très peu accentués, même pour les mots d'épreuve, deviennent manifestes par la suite : embarras, mâchonnement.

Tremblement peu intense de la langue, des mains, celui-ci devenant plus apparent par l'écriture qui est presque impossible.

Exagération très notable des réflexes rotuliens.

Sensibilité objective très obtuse ; il y a un degré notable d'analgésie.

Pupilles égales, en myosis ; réagissent, quoique faiblement
Exorbitis, plus prononcé à gauche.

Oreilles mal conformées, d'inégale grandeur, mal ourlées ;
lobule embryonnaire et adhérent.

Troubles de l'équilibration : marche lente, à petits pas, incertaine, irrégulière ; le malade ne peut suivre la ligne droite, elle
zigzague, s'arrête brusquement comme si elle allait chavirer. Le
demi-tour sur place est pour elle une manœuvre difficile qui
comporte plusieurs temps, beaucoup d'hésitation et de risques de
chute.

Elle ne peut se tenir sur un pied ; ni rester debout les yeux
fermés sans vaciller jusqu'à imminence de chute.

Un peu d'incoordination motrice des membres.

1er décembre 1901. — La malade qui jusqu'ici était plongée
dans son idée, s'y absorbait en silence, se livre aujourd'hui à
une manifestation bruyante de désespoir : couchée dans son lit,
elle se roule, se tord, gémit, hurle presque, en proie à une véritable anxiété.

Elle qui ne voulait pas entendre parler d'examen de ses organes génitaux, elle est aujourd'hui tout à fait exhibitionniste,
les découvrant, y portant la main, adjurant qu'on y regarde,
qu'elle est gâtée et que le mal est là.

8 décembre. — Ne veut plus s'alimenter, on la nourrit à la
sonde.

20 décembre. — Toujours dans le même état de préoccupation, d'instabilité, d'anxiété.

Elle exprime des idées de négation, « elle est morte ». Et de
fait elle prend des attitudes en rapport avec cette nouvelle conception : immobilité, absence de réactions, analgésie complète
à la piqûre même profonde.

Janvier 1902 : affirme son délire de négation : « elle est une
bête, elle n'a plus d'estomac, plus de ventre ; elle n'a plus que la
peau et les os, elle est bouchée, pourrie. »

Enfin elle est immortelle : « elle ne peut pas mourir, elle ne
mourra jamais. »

Nous devons dire que la ponction lombaire, pratiquée à deux reprises, en novembre et en décembre 1901, a été négative au sujet de la présence de lymphocytes dans le liquide céphalo-rachidien.

On trouve ici une élimination prolongée : 130 heures. Les nombreuses oscillations de la courbe inférieure témoignent de l'impuissance paroxystique de l'épithélium rénal à régénérer le bleu par l'oxydation du chromogène.

Par contre l'élimination réelle, totale, est assez régulière, continue, avec des à coups bien moins prononcés que dans les autres observations : ce serait l'indice de lésions ou de troubles fonctionnels moins avancés, plus jeunes.

(Le graphique est reporté à la fin du travail).

OBSERVATION XI

Paralysie générale à la deuxième période. Élimination anormale du bleu.

F..., Marie, 36 ans, brocheuse.

Internée depuis le 2 juillet 1901.

Rien à signaler dans les antécédents héréditaires. Une cousine maternelle a été soignée pour une maladie mentale, probablement une psychose puerpérale, dont elle a du reste guéri.

Bonne santé habituelle. Réglée à 16 ans, jamais bien régulièrement, avec intervalles quelquefois assez longs.

Pas d'alcoolisme.

Syphilis à 26 ans.

Mariée, pas d'enfants, pas de fausses couches.

C'est dans le courant de l'année 1901 que se manifestent les premiers symptômes de la paralysie générale pour laquelle elle est internée en juillet; la malade dit elle-même qu'elle était « fatiguée », avait des vertiges, des étourdissements, des maux

de tête sans perte de connaissance, tous malaises qu'elle attri-
buait à son travail; elle avait du reste maigri, pâli, perdu ses
forces; il lui arrivait d'oublier l'adresse des maisons où elle
avait à travailler, elle constatait la diminution de sa mémoire,
n'était plus capable de s'occuper de son ménage. Le certificat
médical porte : « incohérence dans les idées, idées de grandeur
peu accentuées, mais très nettes (elle se dit rentière), tremblement dans la parole, contentement de soi-même ».

A l'asile, son état mental et les troubles physiques sont nettement caractéristiques : peu expansive, air inquiet, interroga-
teur, elle est cependant très satisfaite d'elle-même et de sa santé,
sur laquelle elle s'illusionne complètement, niant avec conviction le tremblement manifeste de ses mains et l'embarras de sa
parole.

A part cette inconscience, la malade ne présente pas d'idées
délirantes vraies ; c'est le rétrécissement concentrique du champ
intellectuel, se faisant d'une manière calme, progressive, monotone, sans ces excitations locales qui donnent au délire du paralytique sa modalité si spéciale, si constante dans le fond, si
variée dans la forme.

Sa mémoire est largement endommagée, surtout pour les faits
récents dont le souvenir lui échappe pour la plupart, quoique
relativement conservée pour les choses de routine ; en écrivant
elle oublie des lettres, des syllabes entières et ne s'aperçoit de
ces omissions que si l'on force l'attention à la lecture.

L'écriture est irrégulière, mal formée, reflétant l'ataxie et
l'inhabileté de la main.

Tremblement de la langue, fibrillaire et de totalité; la parole
a, dans son genre, des analogies avec l'écriture : lente, inégale
dans le débit, elle peint l'inaptitude de la langue et des lèvres à
obéir aux mouvements délicats et coordonnés qu'exige l'articulation des sons : la malade achoppe, passe des syllabes. Petites
secousses partielles et fréquentes, dans les muscles péribuccaux,
avec accentuation et généralisation au moment de parler.

Pupilles plutôt contractées, inégales, la gauche étant plus grande que la droite. Réactions lentes à la lumière et à l'accommodation.

Légère exagération des réflexes.

Pas d'attaques congestives.

État général bon. Les fonctions organiques ne paraissent pas altérées.

Examen des urines :

Volume....................	1.500.
Réaction................	acide faible.
Densité..................	1.015.
Urée.....................	19 gr. 51 par litre.
Anhydride phosphorique...	1 gr. 012.

Ni sucre, ni albumine.

Élimination prolongée : 102 heures.

Dissociation des courbes, du bleu et du chromogène.

Polycyclisme apparent et réel.

OBSERVATION XII

Paralysie générale à la deuxième période.
Élimination anormale du bleu.

C..., Marguerite, 56 ans, institutrice.

Internée une première fois en 1899, pour un état mélancolique avec idée de culpabilité, d'indignité, de châtiment, scrupules, inertie, insomnie, auto-accusation, idées et tentatives de suicide, hallucinations de l'ouïe, de la vue, à caractère pénible, idées de transformation (elle est pourrie).

Quelques mois après son entrée se fait une accalmie dans son état : le délire, les hallucinations ont disparu ; puis un beau matin elle s'éveille mégalomane franche, exprimant des idées très accusées de richesse et de grandeur ; excitation, violence par intervalles.

Elle n'avait alors ni troubles pupillaires, ni tremblement, ni embarras de la parole.

Fut soumise à un traitement spécifique par des injections de calomel, dont elle ne retira aucun bénéfice (la malade a eu la syphilis).

Elle sort cependant, améliorée mais non guérie, gardant de sa maladie des bouffées délirantes qui explosent par intervalles, et confluent bientôt en un délire permanent ; elle réintègre l'asile en 1900 avec des signes manifestes de paralysie générale après s'être livrée à quelques excentricités.

Au moment où nous pratiquons chez cette malade l'expérience du bleu de méthylène, le diagnostic ne semble pas être douteux : exagération des réflexes ; embarras, hésitation, accrocs de la parole, élision de syllabes, bégaiement, bredouillement à la fin des phrases qui souvent ne sont pas terminées. Tremblement de la langue, des lèvres, des doigts, grincement des dents automatique.

Etat des pupilles : contractées, sensiblement égales, se dilatent peu à l'obscurité, réagissent médiocrement à la lumière et à la convergence. Iritis double ancienne. n'est bien appréciable que par la mydriase atropinique : les pupilles apparaissent alors nettement déformées, en cœur de carte arrondi sur sa pointe par des adhérences à la capsule cristallinienne.

Pas d'ataxie marquée des membres.

Exorbitis double.

Etat mental : inconscience absolue ayant pour fonction l'adaption adéquate de la malade au milieu.

Démence complète. Satisfaction personnelle expansive. Conceptions absurdes de grandeur et de richesse. Egoïsme. Sensiblerie, émotivité morbide.

Semble vivre dans un rêve féerique.

La mémoire est fortement atteinte, mais c'est par îlots que les souvenirs ont été emportés : des faits récents, les uns lui échappent, d'autres sont parfaitement conservés.

Fond d'érotisme évident.

Hallucinations de l'ouïe, sous l'empire desquelles elle devient violente, crie, s'agite.

Hallucinations très probables de la vue.

Urines :

Volume.......................	1220
Densité......................	1027
Réaction	acide faible.
Urée.........................	19 gr. 51 par litre.
Anhydride phosphorique...	1 gr. 305 —

Élimination prolongée : 132 heures.

Polycyclisme évident.

Le pouvoir oxydant serait relativement conservé chez cette malade : les deux courbes en effet sont parallèles et assez rapprochées l'une de l'autre.

OBSERVATION XIII

Paralysie générale à la 3ᵉ période. Élimination rapide
du bleu. Albuminurie légère.

A... Charlotte, 30 ans.

Internée depuis le 1ᵉʳ mai 1901.

Pneumonie à 24 ans : depuis lors elle tousse un peu surtout le matin.

Traces d'ancienne suppuration au cou à gauche, et au-dessous de l'oreille droite.

Pas de renseignements sur le début de l'aliénation : faisait des achats inconsidérés.

A son entrée, elle est dans un état démentiel complet : inconscience absolue, satisfaction personnelle exagérée morbide, délire ambitieux, quoique peu exubérante dans son expansion.

Et cette vie de rêve contraste singulièrement avec sa lamentable déchéance physique : amaigrie, malpropre, maintenue sur un fauteuil, elle reste souriante, se dit heureuse, fait mille projets qu'elle doit exécuter non pas plus tard mais tout de suite ; tant il est vrai que la mentalité du paralytique général est faite de contrastes.

Il ne reste rien des souvenirs récents, la malade n'ayant plus qu'une personnalité factice. Les signes physiques ne sont pas moins nets : tremblement de la langue, des lèvres, des mains.

La parole est traînante, hésitante, accroche souvent.

L'écriture est légèrement tremblée, assez bien formée : la malade écrit facilement, couramment, elle est même très prolixe dans sa prose, écrivant du reste au hasard des idées, et de nombreux coq-à-l'âne indiquent suffisamment l'ataxie de son pouvoir d'association.

De plus, elle saute des lettres, des mots entiers, des membres de phrase, elle en répète d'autres : elle n'a donc plus l'attention assez puissante pour la diviser, pour accompagner la pensée dans son évolution et surveiller en même temps la main qui écrit et que son travail mécanique force à suivre de loin.

Réflexes exagérés. Pupilles inégales, la gauche étant plus grande que la droite : toutes deux réagissent très médiocrement.

Au moment où nous faisons l'essai de sa perméabilité rénale, la malade a bien baissé psychiquement : elle n'est pas capable de faire la moindre improvisation sur le papier, comme elle le pouvait au début.

Elle semble avoir des hallucinations de l'ouïe.

Affaiblissement musculaire notable.

Élimination rapide, en 50 heures, sans que pour cela, la quantité de bleu éliminée soit plus forte dans l'unité de temps ; au contraire même, les teintes des échantillons, après oxydation et ébullition, restent dans les tons clairs.

Polycyclisme de la courbe.

Oscillations très grandes du bleu libre, indices d'un pouvoir oxydant bien diminué.

La présence d'une petite quantité d'albumine dans l'urine tendrait à faire admettre l'existence d'un certain degré de néphrite épithéliale, et ferait rentrer ce cas dans ceux publiés et interprétés par M. Bard (1).

OBSERVATION XIV

Paralysie générale à la troisième période. Élimination anormale.

B..., Marguerite, 43 ans, ménagère.

Internée depuis le 20 juin 1901.

Aucun renseignement sur les antécédents héréditaires, familiaux, personnels.

Certificat du Dépôt : « Paralysie générale. Affaiblissement intellectuel. Divagations. Idées délirantes de satisfaction et de richesses. Actes extravagants. Inégalité pupillaire. Trouble de la parole. Se promenait sur la voie du chemin de fer de Sceaux, inconsciente du danger qu'elle courait. »

Certificat immédiat de Ste-Anne : « Paralysie générale avec idées ambitieuses, propos incohérents, hésitation de la parole, inégalité pupillaire. »

Certificats de Ville-Évrard : « Paralysie générale, démence complète, satisfaction morbide, tremblement, inégalité pupillaire, embarras très prononcé de la parole. »

Délire absurde, incohérent, grossier, terne.

______

(1) BARD, *loco citato.*

Suggestible et émotive, elle pleure ou rit suivant la nature triste ou gaie de ses idées. Niaiseries.

Inconscience absolue.

Perte complète des notions de souvenir et de temps.

Voix pleurarde, monotone, nasonnée.

Réflexes un peu diminués.

Sensibilité objective normale.

Affaiblissement musculaire : la malade ne peut se tenir debout et marcher qu'avec peine et difficulté.

Tremblement généralisé, apparent surtout aux mains, aux lèvres, à la langue.

L'écriture est à peu près impossible : la malade ne peut ni ne sait plus écrire son nom ; les quelques lettres qu'elle trace sont irrégulières, zigzaguées ; elle hésite sur place pour la lettre à écrire et n'arrive souvent qu'à la remplacer par une tache informe.

Pupilles égales, en myosis, réagissent à la lumière, très peu à l'accommodation.

Ganglions cervicaux.

État des urines :

Volume	1200
Réaction	acide faible
Densité	1021
Urée	16 gr. 39
Anhydride phosphorique	1 gr. 172

Élimination un peu prolongée, assez peu modifiée dans le rythme.

CHAPITRE QUATRIÈME

Résultats.

Résumé : Anomalies de l'élimination : prolongée (état du rein), polycyclique et intermittente (état du foie), peu de bleu, beaucoup de chromogène (défaut des oxydations). La paralysie générale considérée comme résultant d'un trouble de la nutrition, comme auto-intoxication.

A considérer les tracés de nos expériences, on peut se rendre compte combien l'élimination du bleu, chez les paralytiques généraux, est anormale.

L'apparition du bleu dans l'urine (ou plutôt du vert, puisque jamais nous n'avons obtenu de teinte bleue à l'émission) se fait bien dans le délai normal de la première heure après l'injection, accompagnée, souvent précédée du chromogène. Il n'y a donc pas retard de l'élimination.

L'élimination se prolonge au-delà des limites normales: elle dure 132 heures (obs. X), 120 heures (obs. VIII), 102 heures (obs. XI), 96 heures (obs. III), etc.

Dans deux cas la durée a été inférieure à la moyenne, sans que cependant il y eut compensation par la quantité de bleu rendue : 50 heures (obs. XIII), 48 heures (obs. II).

Il y a là déjà l'indice d'une perméabilité défectueuse, le rein en général est long et paresseux à débarrasser l'organisme des produits résiduels qu'il a pour fonction d'éliminer. Or c'est pour la machine humaine une mauvaise condition vitale d'être privée de la rapidité et de la perfection de ses émonctoires, comme il ne serait pas sans danger pour une ville de subir l'insuffisance ou le mauvais fonctionnement de ses voies de drainage.

Une autre particularité de l'élimination urinaire chez les paralytiques généraux, c'est l'arythmie : au lieu d'avoir, comme pour un sujet bien portant, une courbe continue, cyclique en ses trois phases d'ascension régulière et rapide, de plateau maximal et de descente uniformément lente, au lieu de cela nous obtenons un tracé très irrégulier : pour des mictions successives et dont les conditions n'ont apparemment pas changé, nous avons des tons très dissemblables.

On voit alors, comme l'indiquent les oscillations des graphiques, une ou plusieurs de ces mictions peu ou pas du tout colorées au milieu d'autres qui le sont plus ou moins fortement.

Il semblerait qu'on dût tenir compte, dans la détermination colorimétrique de l'urine, de la quantité d'eau émise pour chaque miction : mais il faudrait que le bleu fût éliminé d'une façon régulière, égale en des temps égaux ; or cela n'est pas : il n'y a pas parallélisme, il n'y a pas un rapport constant entre l'élimination d'eau et de bleu. La glande et le filtre rénal fonctionnent donc avec une certaine indépendance réciproque, si bien que l'intégrité de l'un ne doit pas faire présumer de celle de l'autre.

La perméabilité rénale étant influencée par l'état le foie, le mode de passage du bleu varie presque d'un moment à l'autre chez les paralytiques; et il varie de plusieurs façons : d'abord dans la quantité de chromogène apportée par le sang, puis dans celle qui est régénérée en bleu libre par l'épithélium, d'où ces diverses manières d'être du graphique : le bleu passe en totalité à l'état libre dans l'urine en plus ou moins grande abondance, ou il n'y passe qu'à l'état de leuco-dérivé, l'urine est incolore à l'émission, ou encore bleu et chromogène s'y trouvent en proportions variables, enfin il y a arrêt, intermittence absolue, on ne décèle plus ni l'un ni l'autre.

Aussi un examen purement optique de l'urine à l'émission est-il insuffisant, nombre d'échantillons incolores contenant en compensation du chromogène qu'une légère oxydation transforme en bleu ou en vert plus ou moins foncé. Ce sont donc là de fausses intermittence, des faux pas de la glaucurie.

A côté de cela nous trouvons des intermittences vraies, les unes relatives, d'autres absolues : c'est à chaque instant que les graphiques indiquent une chute du bleu total, et c'est là l'origine du polycyclisme des courbes; quelques degrés de plus dans ces tendances à descendre, et nous avons l'intermittence absolue : celle-ci, il est vrai, ne se rencontre que dans deux observations seulement (obs. VII et IX); la chose est toutefois intéressante à noter; elle tendrait à montrer que les paralytiques

généraux sont des hépatiques, comme ils sont des rénaux, comme ils sont à n'en pas douter des méiopragi-
ques de la nutrition, et peut-être avant toute chose et
primitivement des intoxiqués.

La dissociation, dans leur élimination respective, du
bleu et de son chromogène, n'est pas le fait le moins intéressant : les tracés montrent que chez le même sujet et
dans la même expérience, l'un et l'autre suivent des
courbes tantôt parallèles et voisines, tantôt complètement indépendantes. Cependant le chromogène a d'une
façon générale une courbe moins hachée, moins irrégulière que le bleu lui-même, il ne suit pas volontiers celui-
ci dans ses oscillations capricieuses et sa tendance,
dirait-on, est de compenser l'autre, de ramener le mode
éliminatoire à plus de continuité et de rythme.

Malgré cet essai de rectification apportée par le chromogène à la courbe éliminatoire réelle, il reste constant
que chez le paralytique général, le bleu passe d'une
façon très anormale.

Les raisons de cette anomalie nous paraissent multiples. Introduit dans l'organisme, le bleu de méthylène
subit des modifications chimiques réductrices, sous l'action des tissus : le sang lui-même est un réducteur puis-
sant. Les expériences de M. Castaigne (1) établissent
nettement que le bleu s'y transforme tout entier (à condition de doses moyennes) en leuco-dérivé qui reproduit
le bleu au niveau des organes tels que rein, cerveau,
muscles. Le sérum sanguin n'est en aucune façon coloré

____

(1) Castaigne, *Th.*, Paris, 1900.

et cependant les reins le sont ; le sang laisse filtrer au niveau des glomérules le dérivé incolore qu'il contient avec l'eau et les sels, puis les cellules épithéliales des tubes contournés exercent sur lui leur action oxydante pour régénérer le bleu libre.

La condition de cette action chimique, c'est, bien entendu, l'intégrité de l'épithélium rénal.

Si le rein est lésé, l'oxydation ne se fait plus, le leuco-dérivé est éliminé tel quel. Or, d'après M. Castaigne, cette perte du pouvoir oxydant des reins serait due non à des lésions dégénératives de ces organes, mais à des troubles fonctionnels. Il s'agirait justement de préciser la nature et la valeur de ces troubles.

Chez nos malades, pour expliquer cette prédominance du leuco-dérivé, il nous semble difficile de ne pas admettre l'influence d'une nutrition défectueuse, à laquelle ils ont plus d'un droit.

Normalement les déchets azotés de la désassimilation sont constitués par toute une série de produits intermédiaires (uréides, créatinine, xanthine, etc.) qui se transforment finalement en urée et acide urique par dédoublement et oxydation; mais que, par une déviation fonctionnelle, ces réactions chimio-biologiques soient incomplètes, la désassimilation azotée va s'arrêter en partie à ces stades intermédiaires, à la phase anaérobie, et les produits qui en dérivent, incomplets eux aussi, instables pour cette raison, vont tendre à se transformer en corps plus oxydés aux dépens du sang et des tissus eux-mêmes.

Le résultat ultime, c'est que les organes deviennent réducteurs à leur tour, ou du moins n'ont plus le même

— 64 —

pouvoir oxydant ; c'est que l'urine elle-même, de par la présence de ces corps non saturés d'oxygène, acquiert elle aussi un pouvoir réducteur, qu'elle manifeste par son aptitude à se décolorer d'une façon complète et rapide, en dehors de toute fermentation extemporanée. Il est vrai que Castaigne attribue à cette décoloration des urines une autre cause : l'intervention des micro-organismes qui développeraient un chromogène de fermentation, très instable, puisqu'il suffit en effet d'agiter le liquide en présence de l'air pour qu'aussitôt il recouvre sa couleur bleue et ses raies spectrales.

Néanmoins, en faveur des propriétés réductrices spontanées de l'urine, indépendantes des bactéries, nous citerons les travaux de M. Hélier : « Dans les maladies consomptives, dit-il, on pouvait s'attendre à trouver des urines extrêmement peu réductrices, les recherches d'Albert Robin ayant montré qu'en particulier les tuberculeux font des oxydations incessantes et sans trêve.

« Il semblerait donc que les combustions doivent être complètes. Il n'en est rien. Ce qui domine dans la tuberculose, c'est une désassimilation large et rapide, qui chasse de la cellule des substances réductrices, aptes ensuite à être brûlées dans le sang. Mais quelque hâte que les globules sanguins mettent à charrier l'oxygène, il n'y en a jamais assez. Les urines restent très réductrices (1). »

C'est à plusieurs titres que la paralysie générale peut être considérée comme une maladie consomptive.

Ces substances anormales et réductrices de l'urine,

(1) H. Hélier. Sur le pouvoir réducteur des urines. *C. R. Ac. des Sciences* 1899.

nous ne les avons pas recherchées d'une façon spéciale chez nos malades, mais des investigations que nous poursuivons sur la glycosurie phloridzique dans la paralysie générale nous permettent de supposer qu'elles existent, en raison des réactions spéciales que donnent les urines dans ces conditions.

Un fait est à remarquer encore, c'est que les intermittences fausses de la glaucurie surviennent sensiblement aux mêmes moments, suivant de quelques heures les repas, alors que les nombreuses mutations nutritives dont l'organisme est le siège battent le rappel de l'oxygène partout où celui-ci peut être un aliment aux combustions imminentes ; le bleu est ainsi réduit plus activement et en plus grande quantité que dans les périodes intermédiaires de repos, ou plutôt la transformation du chromogène par oxydation est moins active, très incomplète.

Tels sont les résultats : ils se résument en cette conclusion que, chez les paralytiques généraux, l'élimination du bleu de méthylène participe de la déséquilibration générale, de l'ataxie qu'on rencontre dans leurs réactions. Elle est ensuite prolongée et polycyclique, ce qui suppose des troubles du côté du rein et du foie.

D'abord, la diminution de la perméabilité rénale semble liée à des lésions plus ou moins profondes de l'épithélium. D'après MM. Achard et Lœper, la dégénérescence amyloïde du rein, lésion exclusivement vasculaire lorsqu'elle est pure, ne paraît pas modifier la perméabilité du rein ; celle-ci persiste normale tant qu'il n'y a pas de lésions épithéliales assez prononcées pour amoindrir la perméabilité au bleu (1).

MM. Achard et Castaigne ont recueilli 52 cas d'élimination prolongée du bleu, dont 5 avec autopsie où furent constatées des lésions profondes des reins, et 34 avec des signes de lésions rénales et albuminurie; chez 13 malades exempts d'albumine il y a lieu d'admettre le plus souvent soit des lésions rénales, soit des troubles fonctionnels (2).

D'autre part, M. Bard (3), étudiant la perméabilité du rein dans les néphrites, conclut que les troubles de cette perméabilité ne consistent pas uniquement en une diminution, mais qu'il faut compter avec des excès d'élimination. Le filtre urinaire est susceptible de s'altérer par rupture (néphrite épithéliale) aussi bien que par obstruction (néphrite interstitielle).

Conduit à admettre l'excès de perméabilité du rein dans les néphrites par des considérations anatomo-pathologiques et cliniques, M. Bard a tenté d'en établir la démonstration directe par l'épreuve du bleu. Il rapporte un cas de néphrite épithéliale typique où l'élimination du bleu n'a pas duré plus de trente heures, et comparant cette élimination à celle qu'il obtint dans une néphrite interstitielle, il conclut que l'épreuve du bleu

(1) Achard et Loeper. L'Épreuve du bleu dans la dégénérescence amyloïde des reins. *Soc. de Biol.*, 1900.

(2) Achard et Castaigne. Élimination prolongée du bleu de méthylène. *Soc. méd. des Hôp.*, 1899.

(3) Bard. De l'excès de perméabilité du rein dans les néphrites épithéliales. *Gaz. hebd. de méd. et de chir.*, 1897.

est susceptible de préciser la nature anatomo-pathologique de la lésion rénale.

M. Lemoine apporte un cas semblable (1).

Nous avons, dans nos observations, deux cas analogues (observat. II et XIII).

M. Widal (2) donne, de la différence de perméabilité au bleu dans les néphrites interstitielles et dans les néphrites épithéliales, l'interprétation suivante : l'imperméabilité rénale observée dans la néphrite interstitielle est, avant tout, une imperméabilité vasculaire. Le bleu, en ce cas, avant d'aborder l'épithélium des tubuli ou l'endothélium des glomérules, est obligé de franchir les manchons scléreux qui entourent les artérioles et les capillaires ; au lieu que dans les néphrites parenchymateuses, le bleu, comme les autres matériaux de l'urine, arrive directement au contact des épithéliums sans avoir à franchir aucun barrage, et l'expérience montre que, dans les néphrites épithéliales le bleu passe aussi facilement et même plus facilement qu'à l'état normal.

Cette explication est intéressante à retenir, car, on le sait, la lésion caractéristique de la paralysie générale, c'est l'ectasie des petits vaisseaux avec infiltration pigmentaire des épithéliums.

Pour ce qui est du foie, nous avons signalé la théorie de l'intermittence des éliminations urinaires chez les hépatiques, soutenue par M. Chauffard dès 1898.

(1) LEMOINE. *Gaz. hebd. de méd. et de chir.*, 1897.
(2) WIDAL. *Les fonctions rénales dans les états urémiques. Soc. méd. des Hôp.*, 1900.

De là en effet date un travail de MM. Chauffard et Cavasse (1) ; expérimentant le bleu chez des hépatiques, ils
trouvent des types d'élimination continue polycyclique,
et discontinue polycyclique ou intermittente.

Ils concluent en disant que l'épreuve du bleu n'indique
pas seulement la lésion rénale ; elle est une épreuve physiologique, épreuve de perméabilité rénale si l'on veut,
mais de sécrétion rénale bien plutôt. Or le rein n'est pas
tout dans la sécrétion rénale : un acte physiologique
aussi complexe est uni par des liens de solidarité aux
fonctions des autres grands organes de l'économie.

Sans doute, disent-ils encore, il ne faut pas préten-
dre que ce mode d'élimination du bleu soit exclusivement
le fait des hépatiques ; mais il est tout de même frappant
de voir se reproduire ce type chez tous les hépatiques
expérimentés.

MM. Chauffard et Castaigne (2) font aussi de ces intermittences un signe d'insuffisance hépatique.

Ces données, ajoutées à celles anatomiques de Klippel,
à celles cliniques de la glycosurie alimentaire trouvée
positive deux fois sur trois de nos malades, nous permettent de supposer fortement que le paralytique est
aussi un hépatique, mais un hépatique silencieux.

L'épreuve clinique du bleu de méthylène confirme
donc ce que l'anatomie pathologique avait montré par
les travaux déjà cités de Klippel, de Voisin, à savoir que
le foie et le rein des paralytiques généraux sont adul-

(1) CHAUFFARD et CAVASSE, Perméabilité rénale chez les hépatiques. *Presse méd.*, 1898.
(2) CHAUFFARD et CASTAIGNE, *loc. cit.*

térés ; elle confirme aussi l'atteinte profonde apportée à la nutrition et révélée par les auteurs qui ont étudié l'urine dans cette affection.

Mais il s'agirait de savoir si ce foie, si ce rein pathologiques sont l'effet de la méningo-encéphalite considérée comme lésion primitive de la paralysie générale, ou s'ils ne sont que des manifestations viscérales sous la dépendance d'un processus plus intime, plus général, mais aussi moins connu, d'une intoxication par exemple, qui mettrait en état de mélopragie tous les organes : cerveau, foie, rein, etc., et développerait en eux des lésions sœurs et contemporaines. En d'autres termes, la paralysie générale est-elle une affection nerveuse ou une maladie générale, une affection du cerveau ou une maladie de la nutrition ?

On a dit, l'on répète, mais on le croit déjà moins, que la paralysie générale est une maladie locale, relevant d'une lésion diffuse des méninges et du cerveau, à preuve les altérations macroscopiques et histologiques de ces parties ; c'est sans doute qu'on n'a guère envisagé de ce problème qu'une seule face, que l'on s'est attaché presque exclusivement à l'étude du système nerveux de ces malades, négligeant beaucoup trop celle des autres viscères qui, plus tolérants peut-être, plus silencieux à coup sûr, n'appellent pas directement sur eux l'attention mais qui n'en présentent pas moins des lésions, et qui pourraient bien jouer un rôle moins effacé, plus important dans la réalisation du syndrome paralysie générale.

Dans le grand mouvement de synthèse qui caractérise l'évolution scientifique contemporaine, la clinique a franchement suivi ; déjà l'on a considérablement élargi le cadre des intoxications, chaque jour voit s'étendre davantage les limites de cet important chapitre de la pathologie, et il est permis d'entrevoir le moment où il la résumera presque toute.

Si en matière d'aliénation on est moins avancé dans cette voie, qui ne peut manquer d'être fructueuse, du moins la tendance en est-elle nettement accusée.

Or pour ce qui est de la paralysie générale, rien ne réprouve à la considérer elle-même comme une intoxication dont la nature, la cause, unique ou variée, le siège nous échappent encore, mais en faveur de laquelle semblent plaider de sérieux arguments : d'abord les lésions simultanées des viscères (cerveau, foie, rein) qui relèveraient d'une cause commune et qui ont des caractères communs ; ainsi il est habituel de noter l'hyperémie du cerveau chez les paralytiques, mais le plus souvent aussi on trouve un foie et des reins congestionnés ; à côté de la symphyse méningo-encéphalique, on peut ranger l'épaississement fréquent de la capsule fibreuse du rein, son adhérence plus ferme quelquefois assez intime, au parenchyme sous-jacent. La substance corticale du cerveau est, dit-on, atrophiée, mais nous avons presque toujours noté dans nos autopsies un amincissement plus ou moins marqué du manteau cortical du rein.

De son côté, la clinique ne dédaigne pas d'appuyer une semblable hypothèse ; on a décrit et caractérisé les délires d'intoxication en les appelant délires de rêves, délires oniriques.

« L'état de rêve, dit M. Régis, est la caractéristique

psychique des délires infectieux et toxiques »; or le paralytique n'est-il pas dans un rêve perpétuel, vivant d'une vie psychique absolument factice et imaginaire? Enfin, cette indifférence, cette prostration, cette anesthésie intellectuelle du malade, ne semblent-elles pas être l'effet direct d'un poison à retentissement toujours à peu près identique chez tous les malades? Le malade (le paralytique) vit comme dans un rêve et comme dans une légère ivresse (1).

Au reste, cette conception de la paralysie générale est admise et développée par un auteur allemand qui a eu le grand talent d'apporter en aliénation des idées nouvelles et originales, si quelquefois elles nous paraissent osées. Il admet d'abord que le syndrome paralysie générale soit l'aboutissant de nombreuses causes morbides.

Ce syndrome indique évidemment un trouble général de la nutrition, une intoxication, au cours de laquelle la maladie cérébrale constitue le phénomène le plus important, mais non le seul; et pour asseoir sa théorie, Kraepelin apporte divers arguments tirés de l'expérimentation et de la clinique : les lésions paralytiques, dit-il, ressemblent de tous points à celles qu'on provoque chez les animaux par des intoxications artificielles; d'autre part, selon lui, les troubles trophiques, généralisés à tous les organes, qu'on rencontre dans la paralysie générale, ne trouvent par leur explication suffisante dans la lésion cérébrale; beaucoup d'autres

<hr>

(1) Kraepelin. *Psychiatrie*. Leipzig. 1899.

affections du cerveau ne comportent pas une déchéance organique telle. Celle-ci ressemble plutôt à ce que l'on voit dans les maladies de la nutrition, surtout le diabète et le myxœdème.

Les diverses modalités de forme, de marche, de détails de la paralysie générale sont en rapport avec le degré de résistance des organes, la plus ou moins grande rapidité avec laquelle ils se laissent frapper par le poison paralytique.

Loin d'admettre l'opinion de Strumpell qui fait de la paralysie une manifestation directe de la syphilis, puisqu'il la compare à la paralysie diphtérique, Kraepelin conclut que la syphilis agit ici d'une façon indirecte, détournée, en provoquant un trouble nutritif grave d'où résulte la formation de toxines, et ce sont ces toxines qui, charriées par le sang, agissent sur les organes pour donner les troubles et les lésions paralytiques (1).

La paralysie générale, dit M. Paris, n'est pas une entité morbide, c'est un syndrome comme l'ascite, par exemple ; elle est la résultante d'une série d'intoxications du même individu par des agents divers (alcool, tabac, syphilis, veillées prolongées, fatigues, etc.), avec possibilité de la prédominance d'une intoxication, les autres jouant à son égard le rôle de circonstances aggravantes (2).

(1) KRAEPELIN, *Psychiatrie*, Leipzig, 1899.
(2) A. PARIS, *Congrès de Méd. mentale et de Neurologie*, Bruxelles 1897.

Ce sont là les mêmes idées que celles développées par Kræpelin (toute question de priorité mise à part).

Même en n'admettant pas le synchronisme des lésions qui frappent les différents viscères, même en supposant qu'une cause quelconque et diverse (infection, intoxication), a pu localiser son action sur tel ou tel organe en particulier qui se trouve en état de moindre résistance, cet organe ne restera pas longtemps le seul malade : étant connus aujourd'hui les liens de solidarité et de réciprocité qui unissent entre elles toutes les parties de l'organisme, tant en physiologie qu'en pathologie, les autres vont réagir, sinon aussi à l'intoxication primitive, du moins aux auto-intoxications développées secondairement par l'insuffisance du premier.

M. Gouget (1), étudiant l'influence des maladies du foie sur l'état des reins, montre que l'insuffisance hépatique peut déterminer des lésions de l'épithélium sécréteur.

De leur côté, MM. Chauffard, Cavasse et Castaigne ont insisté sur le type intermittent des éliminations urinaires chez les hépatiques (2).

Le foie malade, dit M. Gouget, laisse donc passer par intervalle, dans la circulation, des substances toxiques pour les cellules des tubes contournés, tandis que les glomérules conservent leur action propre.

Inversement, des lésions du foie peuvent être la consé-

(1) Gouget, *Influence des maladies du foie sur l'état des reins*, Th. Paris, 1895.
(2) In *Presse méd.*, 1898. *Soc. méd. des Hôp.*, 1898 ; *loc. cit.*

quence de troubles rénaux. M. Gouget, dans un travail récent (1), passe en revue les preuves cliniques et expérimentales de cette vérité physio-pathologique, y apportant de plus les résultats de ses expériences personnelles ; et dans la pathogénie de ces altérations hépatiques, il semble qu'une large et grande part doive être faite à l'urée. « Le foie, en effet, exerce sur l'urée une action d'arrêt très appréciable, et l'accumulation prolongée et à haute dose de cette substance dans son parenchyme est loin d'être sans danger pour lui.

La conclusion qui se dégage de cette étude, c'est que dans la paralysie générale en évolution, les principaux viscères de l'économie, et en particulier le foie et le rein sont presque toujours altérés, dans leur fonctionnement, c'est sûr, dans leur constitution anatomique, c'est probable, en raison de la durée et de la gravité pronostique de ces troubles fonctionnels, qui demandent à être cherchés.

Et ainsi ces lésions, nées, soit d'une affection primitive, à retentissement général ou électif sur l'un d'eux, soit d'une intoxication développée à sa suite, réagissent d'un organe sur l'autre et réciproquement, par les auto-intoxications qui en dérivent, et qui, en s'accumulant, créent un état de plus en plus précaire qui mène le paralytique à la déchéance organique la plus profonde et la plus complète.

(1) GOUGET, Des altérations hépatiques dues à l'imperméabilité rénale. *Presse méd.*, 1902

CONCLUSIONS

I. La paralysie générale est compatible, pendant une certaine phase de son évolution, avec un état général satisfaisant ; elle comporte même, au début, une activité cérébrale plus grande, ainsi qu'un état physique d'apparence meilleure.

Mais cette réaction de l'organisme à la maladie qui l'envahit n'a qu'un temps ; celui-ci manifeste bientôt sa fatigue par des troubles profonds de la nutrition.

II. La formule de la nutrition est trop complexe et difficile à établir chez le sujet sain pour qu'on songe à la connaître d'une façon précise ; cependant certaines méthodes d'investigation peuvent mettre en lumière quelques termes du problème : telle l'épreuve clinique du bleu de méthylène, qui renseigne sur la valeur fonctionnelle du foie et du rein.

III. Instituée dans la paralysie générale, cette méthode nous a donné les résultats suivants :

1º Les éliminations urinaires des paralytiques sont réduites dans leur taux, lentes et prolongées dans leur durée, indices d'une dépuration retardante, d'un fonctionnement défectueux du rein.

2° Elles sont de plus irrégulières et variables dans leur rythme, et parfois même intermittentes : or étant admise l'influence du foie sur les fonctions du rein, ce polycyclisme continu ou discontinu est la signature d'un trouble fonctionnel du foie paralytique.

3° Les oxydations organiques sont pauvres, et le pouvoir oxydant du rein est considérablement diminué.

IV Ces données concordent avec ce que l'anatomie pathologique enseigne, à savoir que le foie, le rein, le poumon, le cœur sont presque toujours altérés dans la paralysie générale et qu'il y a dans tous une lésion caractéristique, univoque : la paralysie du système vaso-moteur ; que si le cerveau paraît être le plus atteint, c'est qu'il est plus délicat dans sa constitution, partant moins résistant.

V De cette uniformité anatomique des lésions, de leur existence synchrone dans les différents organes (cerveau, foie, rein, etc.), il semble rationnel de conclure qu'elles relèvent toutes d'une cause commune.

Dès lors la paralysie générale apparaît comme une maladie générale, une intoxication de tout l'être, qui se manifeste par des réactions cliniques multiples avec prédominance toutefois du système nerveux.

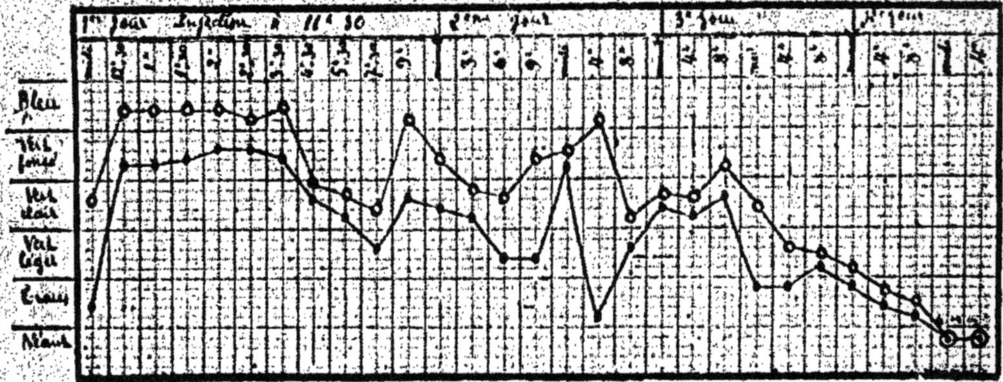

GRAPHIQUE DE L'OBSERVATION IV

Arythmie, Polycyclisme.

La courbe supérieure indique l'élimination du chromogène ; la courbe inférieure celle du bleu.

L'injection du bleu a été faite à 11 h. 30.

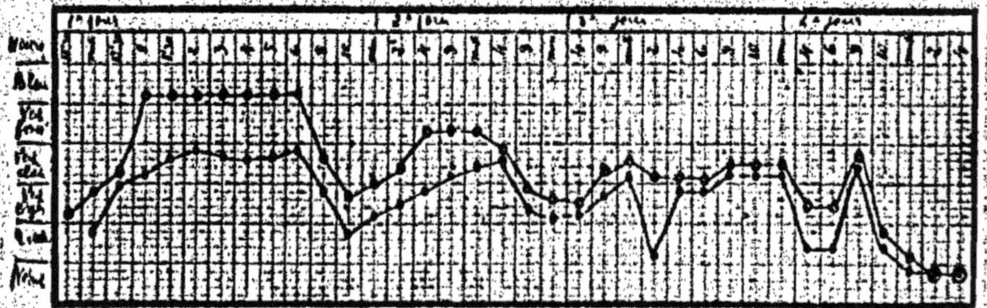

GRAPHIQUE DE L'OBSERVATION V

Polycyclisme.

L'injection de bleu a été faite à 11 heures.

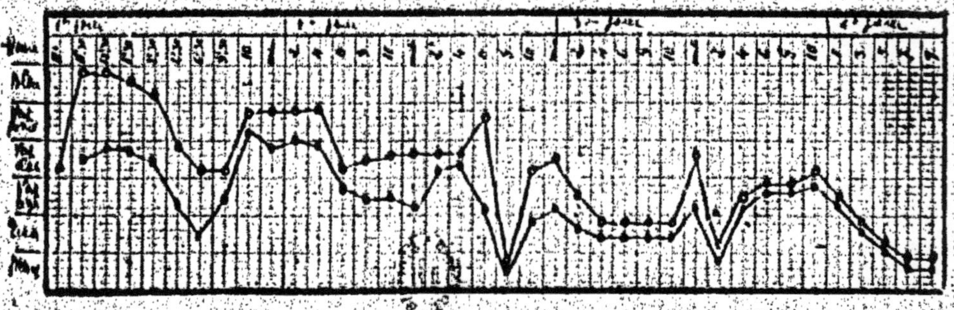

GRAPHIQUE DE L'OBSERVATION IX

Polycyclisme, Intermittences.

L'injection de bleu a été faite à 10 h. 30.

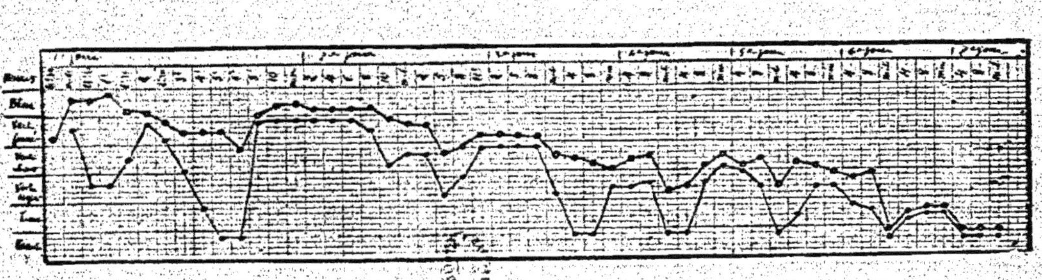

GRAPHIQUE DE L'OBSERVATION X

Élimination prolongée, dissociée, polycyclique.

L'injection de bleu a été faite à 11 heures.

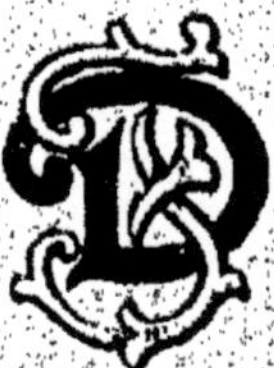

BUZANÇAIS (INDRE), IMPRIMERIE F. DEVERDUN.

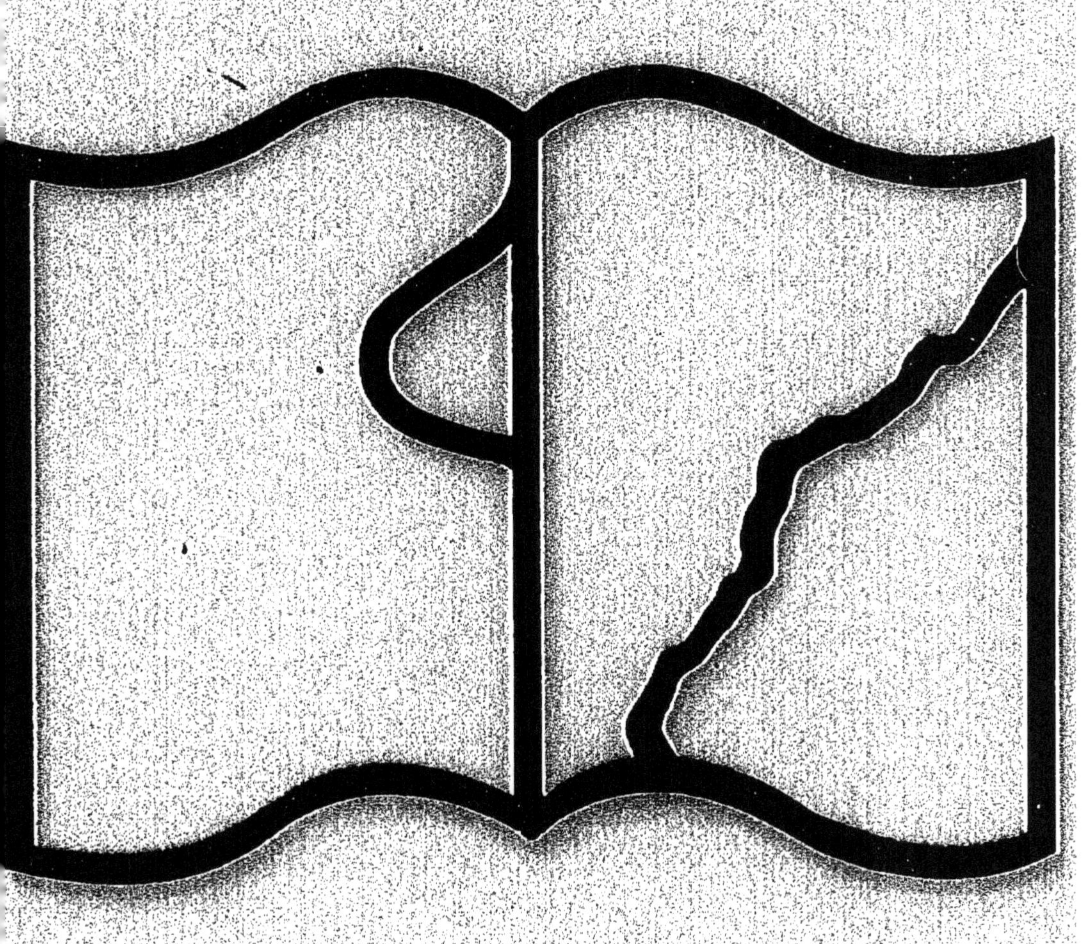

Texte détérioré — reliure défectueuse

NF Z 43-120-11